*essentials* liefern aktuelles Wissen in konzentrierter Form. Die Essenz dessen, worauf es als „State-of-the-Art" in der gegenwärtigen Fachdiskussion oder in der Praxis ankommt. *essentials* informieren schnell, unkompliziert und verständlich

- als Einführung in ein aktuelles Thema aus Ihrem Fachgebiet
- als Einstieg in ein für Sie noch unbekanntes Themenfeld
- als Einblick, um zum Thema mitreden zu können

Die Bücher in elektronischer und gedruckter Form bringen das Expertenwissen von Springer-Fachautoren kompakt zur Darstellung. Sie sind besonders für die Nutzung als eBook auf Tablet-PCs, eBook-Readern und Smartphones geeignet. *essentials:* Wissensbausteine aus den Wirtschafts-, Sozial- und Geisteswissenschaften, aus Technik und Naturwissenschaften sowie aus Medizin, Psychologie und Gesundheitsberufen. Von renommierten Autoren aller Springer-Verlagsmarken.

Weitere Bände in der Reihe http://www.springer.com/series/13088

Wolfgang Kühl · Erich Schäfer

# Intervision

## Grundlagen und Perspektiven

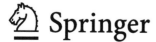

Wolfgang Kühl
Ernst-Abbe-Hochschule Jena
Jena, Deutschland

Erich Schäfer
Ernst-Abbe-Hochschule Jena
Jena, Deutschland

ISSN 2197-6708            ISSN 2197-6716   (electronic)
essentials
ISBN 978-3-658-28525-8        ISBN 978-3-658-28526-5   (eBook)
https://doi.org/10.1007/978-3-658-28526-5

Die Deutsche Nationalbibliothek verzeichnet diese Publikation in der Deutschen Nationalbibliografie; detaillierte bibliografische Daten sind im Internet über http://dnb.d-nb.de abrufbar.

Springer ist ein Imprint der eingetragenen Gesellschaft Springer Fachmedien Wiesbaden GmbH und ist ein Teil von Springer Nature.
Die Anschrift der Gesellschaft ist: Abraham-Lincoln-Str. 46, 65189 Wiesbaden, Germany

# Was Sie in diesem *essential* finden können

- Definition, historische Ursprünge, theoretische und empirische Grundlagen sowie Entwicklung der Intervision in unterschiedlichen Arbeitsfeldern
- Abgrenzung und Übergänge der Intervision zu benachbarten Beratungs- und Lernformaten
- Intervision angesichts der Herausforderungen von New Work in der VUKA-Welt
- Phasenmodell und Strukturelemente der Intervision
- Implementierung und innovative Perspektiven der Intervision

# Inhaltsverzeichnis

Lass uns zusammenarbeiten,
uns gegenseitig wertschätzen,
aufeinander eingehen.
Wenn diese Vorstellungen auf Gegenseitigkeit beruhen,
so können wir uns wahrhaft begegnen
und uns wechselseitig bereichern und befruchten.
*Virginia Satir*

Das Reflexions- und Beratungsformat Intervision findet zunehmend Aufmerksamkeit in vielen Bereichen des Arbeitslebens; die Gründe hierfür sind die folgenden:

*Professionalisierung* „Das Motiv der Professionalisierung beruflichen Handelns spielte von Anfang an eine maßgebliche Rolle dabei, dass sich Berufstätige kollegialer Beratung widmeten" (Tietze 2016, S. 316). Der steigende Bedarf an Intervision bzw. kollegialer Beratung steht in Zusammenhang mit Prozessen sowohl der *Professionsbildung* als auch der *Professionalisierung,* in die eine zunehmende Zahl von Berufstätigen involviert ist. Deren Arbeit ist vor allem durch Herausforderungen im Hinblick auf anspruchsvolle Kommunikationsbezüge mit ihren Kund\*innen bzw. Geschäftspartner\*innen, vermehrt notwendige multi- bzw. interdisziplinäre Teamkooperationen bzw. komplexe Rollenanforderungen sowie -konflikte gekennzeichnet. Die diesbezüglichen Erfordernisse lassen sich in der Formel ‚*Professionalität braucht Reflexion*' pointiert zusammenfassen. Die Anforderungen an die systematische Selbstreflexion beruflichen Handelns werden deshalb noch weiter steigen (Dick et al. 2016).

*Selbstorganisiertes Lernen in der VUKA-Arbeitswelt* Bürgisser (2006) verweist auf die seit den 1970er Jahren gestiegene Relevanz von Selbststeuerung und

Selbstorganisation und sieht Intervision als eine *Form selbstorganisierten Lernens:* „Beim selbstorganisierten Lernen handelt es sich um Prozesse, bei denen die Lernenden selbst die Initiative ergreifen, ihre Lernbedürfnisse artikulieren, daraus Lernerwartungen und Lernziele ableiten, die notwendigen Ressourcen organisieren, Lernstrategien auswählen, die Lernformen aushandeln und den Lernprozess selbst evaluieren" (Bürgisser 2006, S. 567). In den letzten Jahren hat sich die Dringlichkeit selbstorganisierten Lernens aufgrund der Herausforderungen der sogenannten *VUKA-Welt* (Ehmer et al. 2016, S. 26 f.) massiv erhöht. Das Akronym VUKA soll zum Ausdruck bringen, dass wir heute in einer Welt leben, die sich durch *Volatilität* (Flüchtigkeit) in der Art und Intensität der Veränderungen, *Unsicherheit* in der prognostizierbaren Vorhersehbarkeit von Ereignissen, *Komplexität* der Interdependenzen von Ereignissen und Handlungen sowie *Ambiguität* (Mehrdeutigkeit) der Faktenlage gekennzeichnet ist. Angesichts einer solchen Arbeitswelt kommt es sowohl innerhalb als auch außerhalb der Unternehmen und Organisationen zu einer Komplexitätszunahme bei gleichzeitiger Beschleunigung von Veränderungsprozessen; damit wird die Selbstreflexion und das selbstorganisierte Lernen zunehmend zur Notwendigkeit. So konstatiert Neumann (2017, S. 20) aufgrund von Experteninterviews: „Es gibt, da sind sich die Experten einig, kaum eine andere Beratungsform, die besser zum Trend der neuen Arbeitswelt und der Haltung des Soziokraten passt: Die Mitarbeiter lernen zunehmend selbstorganisiert und nicht nur, weil die Aufgaben in der VUKA-Arbeitswelt immer komplexer werden. Es dauert schlicht weg zu lange, bis die Personalabteilung eine passende Weiterbildungsmaßnahme entsprechend des Lernbedarfes konzipiert hat. Dagegen ist das Lernen von- und miteinander effektiver". Fach- und Führungskräfte stehen zunehmend vor der Herausforderung, ihre beruflichen Kompetenzen eigenständig weiterzuentwickeln. Neben der Fort- und Weiterbildung und professioneller Reflexion durch Supervision sowie Coaching gewinnt dabei der vertrauensvolle und gleichzeitig gezielte kollegiale Austausch an Gewicht (Scholer 2013).

*Führungskräfteentwicklung* Einen weiteren Bedeutungszuwachs erfährt die Intervision in den Bereichen der Führungskräfteentwicklung; hier machen die rasanten Veränderungen der sogenannten VUKA-Welt zwingend reflexive Komponenten der Entscheidungsfindung erforderlich. Im Rahmen von *innovativen Ansätzen der Führungskräftetrainings und -entwicklung* (Werner 2008; Heid und Köhler 2017) erhält die Intervision bzw. Kollegiale Beratung als Selbstreflexions- und Methodenkompetenz einen zunehmenden Stellenwert.

*Organisationsentwicklung* Heute zeichnet sich ab, dass die *strategische Organisationsentwicklung,* die ein Überleben der Organisationen und Unternehmen erreichen will, in ihrer planerischen Ausrichtung aufgrund der volatilen und disruptiven Kontextveränderungen vielfach von den Realitäten eingeholt oder gar überrollt wird. Neben den mehr denn je notwendigen visionären Dimensionen wird zunehmend ein Fahren auf Sicht erforderlich, um den gestiegenen Anforderungen an eine agile Organisation gerecht zu werden. Dies wiederum macht ein stetig steigendes Maß an Reflexion auf allen Ebenen der jeweiligen Arbeitssysteme erforderlich. Noch eher zögerlich kommt die Intervision bzw. Kollegiale Beratung im Kontext von Organisationsentwicklungsprojekten (Müller und Müller 2011), wie der Schulentwicklung (Macha 2010) und der „einrichtungsübergreifenden Vernetzung in größeren Trägerverbünden" (Kühl 2009, S. 44) zum Einsatz.[1]

Die zunehmende Relevanz der Intervision in sämtlichen Bereichen des Arbeitslebens kommt in der Kernthese ‚Professionalität braucht kollegiale Reflexion auf sämtlichen Systemebenen' zum Ausdruck.

---

[1]Intervision bleibt auch im Rahmen von Organisationsentwicklungsprojekten auf die individuelle Fallperspektive, insbesondere aus der Führungsrolle heraus, orientiert, wird allerdings zunehmend zur organisationalen Vernetzung genutzt. Diesbezüglich ist ein umfassendes Konzept, wie das Transflexing® (Kühl et al. 2018), hilfreich, weil es die Passung individueller und organisationaler Aspekte beruflichen Handelns fokussiert.

# Definition von Intervision

2

Der Begriff Intervision fokussiert auf den Austausch *zwischen* Kolleg\*innen (*„inter"*) und die daraus resultierenden neuen *Sichtweisen* (*„vision"*) professionellen Handelns[1]. Intervision ist ein Beratungsformat, mittels dessen die Gruppenmitglieder – in der Regel ohne externe Berater\*innen – jeweils wechselseitig und methodisch strukturiert das Gespräch mit den Kolleg\*innen zur reflexiven und lösungsorientierten Bearbeitung ihrer individuellen beruflichen Fragestellungen nutzen (Lippmann 2013; Bürgisser 2006; Steffan 2013).

Zwar findet der Terminus Kollegiale Beratung, der in manchen Kontexten für jegliche Form des kollegialen Austausches verwendet wird, vielerorts Anwendung, zumal die Mehrzahl der entsprechenden Veröffentlichungen entsprechend betitelt ist. Wir sprechen uns hingegen für den Begriff Intervision aus, weil in ihm insbesondere die kollegiale Intermediarität in der Entwicklung neuer Sichtweisen zum Ausdruck kommt und anders als in der Kollegialen Beratung die Abgrenzung zur informellen „Tür-und-Angel-Beratung" (Hollstein-Brinkmann und Knab 2016), einerseits und zur Fall-, Projekt- und Teambesprechung/-beratung (König und Schattenhofer 2017; Lüttringhaus und Streich 2008; Tenhaken 2012) andererseits terminologisch deutlicher wird. Im Gegensatz zur informellen Beratung handelt es sich bei der Intervision um ein durch Rollen und methodische Abläufe strukturiertes Beratungsformat. Im Unterschied zur Fall-, Projekt- und Teamberatung steht in der Intervision nicht die Gestaltung der

---

[1]Nicht eingegangen wird auf Hendriksen (2000), der zwar den Begriff der Intervision in Deutschland eingeführt hat, allerdings die „begleitete Intervision" durch qualifizierte Moderator\*innen aus holländischer Perspektive in den Mittelpunkt stellt. Dieses Konzept weicht damit vom Kollegialprinzip gegenseitiger Beratung ab und ist bislang in Deutschland noch kaum implementiert worden.

© Springer Fachmedien Wiesbaden GmbH, ein Teil von Springer Nature 2020
W. Kühl und E. Schäfer, *Intervision*, essentials,
https://doi.org/10.1007/978-3-658-28526-5_2

Fall- und Arbeitsabläufe im Mittelpunkt, sondern die individuelle Anfrage eines einzelnen Gruppenmitgliedes im Hinblick auf eben diese Aspekte, hinsichtlich derer die beratende Gruppe Anregungen für neue Perspektiven und Lösungswege geben kann. Die kollektiven Beratungsanliegen hinsichtlich eines Falles, eines Projekt- oder Teamthemas erfordern ein anderes methodisches Vorgehen als die Bearbeitung individueller Beratungsaufträge. Wir sprechen uns deshalb für eine terminologische Differenzierung aus, nehmen allerdings Bezug auf die hinsichtlich der kollegialen Beratung – im engeren Sinne – bereits vorliegenden wissenschaftlichen Erkenntnisse.

Die Kennzeichen der Intervision sind die folgenden:

- Gruppe von Gleichrangigen: jede Person hat die Möglichkeit eine Frage-/Problemstellung einzubringen.
- Gemeinsamer beruflicher Fokus: ähnliche Tätigkeits- und Erfahrungshintergründe.
- Zielgerichteter Prozess zur Lösungsfindung bzw. für den Informationsaustausch.
- Gemeinsam festgelegte Struktur: Größe, Rollen, Phasen, Regeln, Hilfsmittel etc.
- Freiwilligkeit, Verbindlichkeit: die Teilnahme ist zwar freiwillig, aber mindestens über einen abgemachten Zeitraum verbindlich.
- Lernen im Lehren, Lehren im Lernen: dieser Grundsatz bedeutet, die Idee des Gebens und Nehmens zu verwirklichen; nicht nur die fallpräsentierte Person erfährt neue Einsichten, sondern die Kolleg*innen lernen ebenfalls dazu.
- Beratung ohne honorierten Berater*innen: jede Person ist verantwortlich (Lippmann 2013).

Nach Herwig-Lempp (2016, S. 10) geht es darum, „dass die Kolleginnen und Kollegen zwar eine Beratung erhalten, letztlich aber selbst entscheiden, welche Option sie treffen." Es handelt sich also um eine *Prozessberatung* (Schein 2010), bei der die Berater*innen den Problemlösungsprozess gestalten, in dem der Ratsuchende sein Problem bearbeitet und die Lösungsverantwortung übernimmt. Demgegenüber werden in der Expertenberatung, wie sie bspw. in der Unternehmensberatung erfolgt, Diagnosen und Lösungsvorschläge von fachkompetenten Berater*innen konzipiert. Entsprechend spricht Schlee (2019) in Abgrenzung von vertikaler Beratung (Expertenberatung) bei der Kollegialen Beratung von horizontaler Beratung (Prozessberatung).

Das Proprium, der ‚Markenkern', der Intervision ist *eine individuelle, wechsel-seitige Beratung im beruflichen Kontext.* Im Gruppensetting wird unter Moderation eines Gruppenmitgliedes jeweils eine konkrete Problemsituation einer/eines einzelnen Teilnehmenden unter einer bestimmten Frage- und Zielstellung von den anderen als Beratende mehrperspektivisch betrachtet. Aufgrund einer hypothesenorientierten Analyse generiert das zu beratende Mitglied neue Sichtweisen. Daran anknüpfend können Lösungsschritte entwickelt und deren Transfer in die konkrete Berufspraxis unterstützt werden.

# Historische Ursprünge und Entwicklung der Intervision

**3**

Die Ursprünge organisierter kollegialer Aussprachen zu berufsfeldbezogenen Problemen weisen unterschiedliche Verzweigungen auf (Fengler et al. 2000):

- Konsultationen, als fachliches Ratsuchen und -geben zwischen Ranggleichen unterschiedlicher Berufe,
- Selbstqualifizierung innerhalb von Berufsverbänden,
- kollegiale Fallsupervisionen in der „Mittwochsgesellschaft" von Sigmund Freud,
- Balintgruppenarbeit (Gruppenberatung für Ärzt*innen auf psychoanalytischer Grundlage nach Michael Balint),
- kollegiale Supervisionen in der Therapieausbildung unterschiedlicher Schulen,
- Fallarbeit in Studiengängen, wie z. B. der Sozialen Arbeit, Medizin, Rechtswissenschaft und Psychologie, um die Studieninhalte mit Situationen aus der Berufswelt zu verknüpfen,
- unterschiedliche Selbsthilfegruppen im Sucht- und Bildungsbereich, in der Kirchen-, Gemeinde-, Stadtteil-, Suchtarbeit etc.

Hendriksen (2000) sieht den Ursprung der Intervision in den Qualitätszirkeln der japanischen Wirtschaft. In der amerikanischen Sozialarbeitsliteratur ist allerdings bereits seit den 1950er Jahren ein organisierter Austausch in Form von Peer-Group-Supervisionen aufgezeichnet (Belardi 1992). Im deutschen Sprachraum wurden ab den 1970er Jahren zunehmend Konzeptionen kollegialer Fallbesprechungen über die Soziale Arbeit hinaus auch für pädagogische und schulische Arbeitsfelder veröffentlicht (Gudjons 1977). „Wendete sich kollegiale Beratung lange Zeit vor allem ‚bescheidene Professionen' (Schütze 1992) zu – Sozialarbeit, Psychotherapie sowie Pädagogik – so verbreitete sich das

© Springer Fachmedien Wiesbaden GmbH, ein Teil von Springer Nature 2020
W. Kühl und E. Schäfer, *Intervision*, essentials,
https://doi.org/10.1007/978-3-658-28526-5_3

Beratungsformat spätestens seit den 1990er Jahren auch in ‚klassischen' Professionen, etwa bei Medizinern, Juristen, Theologen und Professoren" (Tietze 2016, S. 317).

Vor allem aufgrund gesellschaftlicher Kontextveränderungen in den 1990er Jahren, insbesondere sich wandelnder Qualifizierungs- und Arbeitsplatzstrukturen, und der Integration von organisationssoziologischen, systemischen sowie konstruktivistischen Ansätzen, veränderten sich die Leitziele und Ansätze der Intervision und kollegialen Beratung. Nach wie vor stellt die individuelle Reflexion beruflicher Alltagssituationen den zentralen Fokus dar. Doch ist der Bezugsrahmen mittlerweile erheblich ausgeweitet worden. Der Transfer von Weiterbildungsinhalten in die Berufspraxis, vielfältige Führungsthemen und Aspekte der Personal- und Organisationsentwicklung kommen mittlerweile hinzu.

So erfordert die Professionsentwicklung in der komplexen sogenannten VUKA-Welt grundsätzlich zunehmend Reflexivität von Fach- und Führungskräften. Dem wird die Intervision bzw. Kollegiale Beratung zum einen durch die Entwicklung *arbeitsfeldübergreifend nutzbarer Methodenanleitungen* gerecht. Zum anderen hat sie sich mittlerweile in einigen Bereichen der Arbeitswelt *feldspezifisch* ausdifferenziert. Eine Durchsicht von Buchveröffentlichungen, die sich sowohl auf die Intervision wie die Kollegiale Beratung beziehen und die keinen Anspruch auf Vollständigkeit erhebt, ergab, dass elf Bücher übergreifend ausgerichtet sind. Hingegen lassen sich zehn Bücher einzelnen Arbeitsfeldern zuordnen. Diese Entwicklung wird nachfolgend kurz skizziert.

Intervision zählt „mittlerweile zum verbreiteten Standardrepertoire der ‚professionsbezogenen' Methoden *Sozialer Arbeit*" (Steffan 2013, S. 459; Kühl 2009). Insbesondere in der Jugendhilfe sind vor dem Hintergrund des SGB VIII (Kinder- und Jugendhilfegesetz) im Sinne des sozialpädagogischen Fallverstehens feldspezifische Adaptationen der Intervision erfolgt, die teilweise auf entsprechenden Forschungsprojekten basieren (Schrapper und Thiesmeier 2004).

Im sozialpädagogischen Handlungsfeld der *Kindertagesstätten* liegen erste Methodenanleitungen vor, die von felderfahrenen Praktiker*innen verfasst sind. Kleiner-Wuttke (2017, S. 15) geht vom konzeptionellen Hintergrund der humanistischen Psychologie aus: „Die Prozessbeteiligten erleben ein hohes Maß an Selbstwirksamkeit. (…) Neben der Professionalisierung des beruflichen Handelns unterstützt die Kollegiale Beratung bei der Bewältigung beruflicher Belastungssituationen". Weniger elaboriert erscheint der Ratgeber von Fuchs (2018), der ohne theoretische Grundlagen auskommt und eine „Problemlösung to go für die Kita" verspricht.

Kapsch (2012) hat mit ihrer Bachelorarbeit eine qualitative Studie zur Umsetzung Kollegialer Beratung in der *Pflege* vorgelegt. „Das interne Knowhow der

Pflegenden nutzen" ist das Credo im Methodenleitfaden zur Kollegialen Beratung in der Pflege von Beckmann (2013, S. 12). In ihrer Dissertation und einer darauf aufbauenden Arbeit hat Roddewig (2013, 2018) untersucht, inwieweit ein von der Verfasserin entwickeltes Anleitungs- und Trainingsprogramm zum Erlernen von Kollegialer Beratung die Stressbelastung während der Ausbildung in der Gesundheits- und Krankenpflege positiv beeinflusst. In wieweit sich die Teilnahme an Kollegialer Beratung auf die Gesundheit von Mitarbeitenden in der Psychiatriepflege auswirkt, haben Zimber und Ulrich untersucht (2012). „Kollegiale Beratung gibt niedrigschwellig die Möglichkeit, seine pflegerische Expertise zu schärfen und seine Gesundheit zu schützen", so Kocks und Segmüller (2019, S. 27) in ihrem Buch, in dem ein Pilotprojekt der Deutschen Gesellschaft für Pflegewissenschaft ausgewertet wird und neben theoretischen Grundlagen und Methoden vor allem die Implementierung in der Pflege im Fokus steht. Sowohl die hohe Arbeitsbelastung wie die zunehmende Professionalisierung und Akademisierung führen in der Pflege, der Logopädie (Herbach 2019) und anderen Gesundheitsberufen offenbar zu einer vermehrten Nutzung der Intervision.

Im *Schulbereich* gibt es bereits seit Ende der 1970er Jahren zahlreiche Veröffentlichungen zur Kollegialen Beratung (Gudjons 1977; Boettcher und Bremerich-Vos 1987; Mutzeck 1996; Nold 1998; Kutting 2010). Insbesondere ist auf die theoretisch elaborierte und anhand von Evaluationen fundierte Methodenanleitung von Schlee (2019) zu verweisen. Vor dem Hintergrund einer multidimensionalen Beratungstheorie, aufbauend auf evaluierten Projekterfahrungen mit kollegialen Beratungsgruppen haben Macha und Lödermann (2011) ein Konzept für Kollegiale Beratung im Rahmen von Lehrer- und Schulleiterfortbildungen entwickelt, das sich auch zur Schulentwicklung eignet (Macha et al. 2010).

Zur Anwendung von Intervision bzw. Kollegialer Beratung in der *Wirtschaft* liegen zwar einige Zeitschriftenartikel und Erfahrungsberichte (Neumann 2017; Hinz 2008), allerdings erst vereinzelt umfassende Konzepte und Evaluationen vor. So hat Nowoczins (2012) nach langjähriger Führungskräfteentwicklung in einem Großunternehmen mittels Kollegialer Beratung, die mehrfach evaluiert wurde, ein entsprechendes Beratungskonzept publiziert.

Im Bereich der *öffentlichen Verwaltung* ist Intervision noch weitgehend ‚Neuland' (Franz 2005). Völschow (2012, 2016) hat im Rahmen eines ersten Pilotprojektes mit Führungskräften der mittleren Führungsebene aus Justiz und Polizei ein von ihr konzipiertes Modell des kollegialen Coachings angewendet und evaluiert. „Der Einfluss organisationsimmanenter Aspekte spielte hier ebenso eine Rolle wie der personenzentrierte Ansatz, mit dem entsprechenden Dynamiken stellenweise entgegengewirkt werden konnte" (Völschow 2012, S. 5).

Die zunehmende Bedeutung der Intervision für die Reflexion von *Führungs-aufgaben* wird anhand innovativer Ansätze der Führungskräfteentwicklung in der Verwaltung (Werner 2008), vor allem aber in der Wirtschaft deutlich. So integrieren Heid und Köhler (2017, S. 63) die Kollegiale Beratung in ihr Modell für erfahrungsorientierte Führungskräftetrainings: „Kollegiale Fallberatungen ermöglichen den Teilnehmenden, in einem Trainingsumfeld an ihren realen – und damit auch unsauberen und komplexen – Problemen aus dem eigenen beruflichen Kontext zu arbeiten. Wir fordern die Teilnehmenden auf, insbesondere Fälle des Scheiterns einzubringen." In ihrer Expertenbefragung zum Nutzen von Kollegialer Beratung konstatiert Linderkamp (2011, S. 20): „Auffällig häufig wird die Nützlichkeit ihrer Anwendung speziell für Führungskräfte in Zusammenhang mit den Funktionen von Professionalisierung, Vernetzung, Entlastung und Konfliktprävention hervorgehoben." Tietze (2010) hat auf der Datenbasis einer von ihm konzipierten, realisierten und evaluierten 15 monatigen Führungskräfteentwicklungsmaßnahme eines Finanzdienstleistungsunternehmens eine differenzierte Evaluationsstudie vorgelegt. Auch Nowoczin (2012) kommt nach langjähriger Führungskräfteentwicklung in einem Großunternehmen mittels Kollegialer Beratung, die mehrfach evaluiert wurde, zu einer positiven Einschätzung. Dabei nennt er neben der Ermöglichung neuer Denk- und Verhaltensmöglichkeiten, bezogen auf Persönlichkeit, Profession und Organisation unter anderem das Ziel, mittels Kollegialer Beratung die Führungskräfte in die Lage zu versetzen, kompetente Beratungen selbst durchzuführen, „um später selbstständig weiterarbeiten zu können, sowie das Gelernte auf Gesprächssituationen mit ihren eigenen Mitarbeitern zu übertragen" (Nowoczin 2012, S. 35). Insofern trägt die Intervision zunehmend zur Professionalisierung von Führung durch Reflexion bei.

Betrachtet man die Implementierung der Intervision bzw. Kollegialen Beratung in den zuvor skizzierten Funktionsbereichen und Arbeitsfeldern, so zeichnet sich großteils folgende *Entwicklungsdynamik* ab, die sich allerdings nicht generalisieren lässt: In einem ersten Schritt entstehen demnach vielfach durch Professionsvertreter*innen arbeitsfeldbezogene Methodenanleitungen der Intervision unterschiedlicher wissenschaftlicher Dignität. Zweitens wird zum einen das Konzept der Kollegialen Beratung bzw. Intervision und deren Nutzen von den Autor*innen vor dem jeweiligen beruflichen Hintergrund mehr oder weniger differenziert dargestellt und zum anderen werden konkrete feldspezifische Beratungsbedarfe und die Anwendung der unterschiedlichen Ansätze und Modelle der Intervision diskutiert bzw. entsprechende Adaptationen vorgenommen. Drittens erfolgen seitens fachwissenschaftlicher Vertreter*innen wissenschaftlich begleitete Pilotprojekte, um das Beratungsformat an die jeweilige Feldspezifik anzupassen, nach deren günstigenfalls erfolgter Evaluation viertens feldspezifisch orientierte Konzeptvarianten entwickelt werden. Insgesamt wird angesichts dieser für einige Bereiche der Arbeitswelt zuvor skizzierten Entwicklungen deutlich, dass sich Intervision bzw. Kollegiale Beratung konzeptionell eng an die unmittelbaren Reflexionsbedarfe der beruflichen Praxis ankoppeln lässt.

# Abgrenzung der Intervision und Übergänge zu anderen Beratungsformaten

**4**

Zur konzeptionellen Profilbildung der Intervision und Orientierung der Nutzer*innen ist die Abgrenzung zu anderen Beratungs- bzw. Lernformaten von Bedeutung, die ebenfalls im beruflichen Kontext zur Anwendung kommen. Allerdings ist es schwieriger geworden, klare Unterscheidungen zwischen verschiedenen Beratungsformaten zu treffen, da die Übergänge fließend werden und traditionelle Abgrenzungen nicht mehr trennscharf sind. Die Dynamik, mit der sich die Arbeitswelt gerade verändert, bleibt nicht ohne Auswirkungen auf Beratungsprozesse, die sich mit einem höheren Maß an Agilität konfrontiert sehen (Holle et al. 2019; Exner und Exner 2017).

Die Darstellung der im Folgenden exemplarisch aufgeführten Verfahren bzw. Methoden, von denen die Intervision abgegrenzt wird, erhebt nicht den Anspruch auf Vollständigkeit. Ebenso kann es hier nicht darum gehen, die Ansätze selbst vorzustellen. Das Ziel besteht darin, einerseits einen skizzenhaften Vergleich zur Intervision als berufsbezogene, selbstorganisierte und individuelle Beratung ohne professionellen Berater vorzunehmen und andererseits Möglichkeiten des Anschlusses bzw. des Überganges zur Intervision im Sinne eines umfassenden Rahmenkonzeptes (vgl. Kap. 7) aufzuzeigen.

*Working Out Loud* Das von Stepper (2015) entwickelte Peer-Coaching-Programm Working Out Loud (WOL) markiert die Schnittstelle zwischen dem Selbstcoaching und gruppenbezogenen Beratungssettings. Working Out Loud ist als Graswurzelbewegung gestartet und inzwischen in vielen Unternehmen angekommen. Es verbindet ein agiles Verfolgen von selbst gesteckten Zielen in Arbeitsprozessen mit dem Aufbau eines Enterprise Social Networks, das seine Mitglieder unterstützt und ihnen einen geschützten Raum, feste Treffpunkte sowie die Möglichkeit für Feedback bietet. Die Vorzüge der WOL-Methode als

W. Kühl und E. Schäfer, *Intervision,* essentials,
https://doi.org/10.1007/978-3-658-28526-5_4

Peer-Coaching bestehen darin, dass diese agile Form einer Verbindung von Arbeiten und Beratung sich gut in den Arbeitsalltag integrieren lässt, der Beziehungsaufbau und die Vernetzung gefördert sowie die Co-Kreation ermöglicht werden und dabei die Chance besteht, sich selbstverantwortlich weiterzuentwickeln im Sinne eines Transformationsprozesses. Gleichzeitig wird dadurch ein Beitrag zu einem größeren Gemeinsamen geleistet, indem eine Passung zwischen individuellen und Team- bzw. Organisationsinteressen hergestellt wird. Die dialogische Anlage, der stark strukturierte Ablauf, die Moderation durch ein Gruppenmitglied und die Erfahrung, dass sich eine Diversität der Teilhabenden für einen positiven Lernverlauf förderlich auswirkt, markieren weitere zentrale Eckpunkte der Methode. Sie ermöglicht es, am Beispiel anderer zu wachsen und zu lernen. Das ‚loud' meint dabei, Arbeiten und Lernen sichtbar, also transparent zu machen. Wie die Erfahrung zeigt, sind jene Arbeitskontexte besonders offen für WOL, in denen die folgenden Rahmenbedingungen gegeben sind: flache Hierarchien, vertrauensvolle und wertschätzende Zusammenarbeit, Fehlertoleranz, Freiräume für Entwicklungen, personelle und finanzielle Ressourcen, Transparenz, Partizipation sowie vielfältige Kommunikationsmöglichkeiten (Jeschke 2019). Im Mittelpunkt des WOL steht das individuumsbezogene, selbstorganisierte, methodisch strukturierte Lernen im Arbeitsprozess über einen Zeitraum von zwölf Wochen. Die letzte Etappe des WOL, das ‚Reflektieren' in der zwölften Woche, ließe sich bspw. in eine Intervision überführen. Aber auch innerhalb der einzelnen Arbeitsschritte des WOL könnten Fragestellungen und Hürden auftauchen, die zum Gegenstand einer Intervision werden.

*Scrum* Eine sehr verbreitete agile Methode ist Scrum, die aus der IT- und Softwarebranche stammt. Es handelt sich um einen regelbasierten Ansatz für eine flexible und dynamische Teamarbeit von selbstorganisierten Projektteams.

> „In Scrum gibt es nach jeder ein- bis vierwöchigen Iteration (dem sogenannten Sprint) ein fest eingeplantes Meeting, in dem das Team auf die Meta-Ebene wechselt und den Prozess des vergangenen Sprints diskutiert. Dieses Ereignis ist die ‚Retrospektive'. Sie ist der Grundstein für iterative, empirische Prozesssteuerung. Iterativ, weil die Verbesserungen schrittweise in definierten Abständen erfasst werden, empirisch, da die Erfahrungen des vergangenen Zeitintervalls untersucht werden und der bestehende Prozess daraufhin angepasst wird" (Wachter 2018, S. 62).

In IT-Unternehmen, die mit Scrum arbeiten, ist „ein regelmäßiges Über-sich-selbst-Nachdenken zur Gewohnheit geworden" (Wachter 2018, S. 62). Die Produktivität beruht (ähnlich wie in der Intervision) auf der Ausdifferenzierung unterschiedlicher Rollen (Scrum Master, Product Owner, Crossfunctional Teams),

die im Zusammenspiel die Steuerungsfunktionen abdecken. Inwieweit ent-
sprechende Reflexionsprozesse tatsächlich selbstreflexiv bzw. teamorientiert ver-
laufen, wird im Einzelfall sicherlich unterschiedlich zu bewerten sein. Wichtig ist
jedenfalls der dialogische Prozess, der auf eine Abstimmung der unterschiedlichen
Zugänge des Teams fokussiert ist. Auch wenn im Vordergrund die gemeinsame
Arbeit an dem Produkt für die Kund*innen steht, so findet parallel auch eine
Arbeit im Sinne der Entwicklung des Mindsets, der Haltung des Teams statt. Im
Mittelpunkt von Scrum steht das gruppenbezogene, selbstorganisierte Arbeiten.
Hinsichtlich der Übergänge und Anschlusspunkte zur Intervision gilt ähnliches
wie für WOL.

*Design-Thinking* Design Thinking ist eine co-kreative Innovationsmethode,
die von der Stanford University und der Design- und Innovationsagentur IDEO
wesentlich geprägt wurde (Brown 2009). Sie versteht sich als ein Ansatz,
der zum Lösen von Problemen und zur Entwicklung neuer Ideen und Pro-
dukte führen soll. Design Thinking begreift sich nicht nur als Methode, sondern vielmehr als eine grundsätzliche Haltung, komplexe Probleme planvoll zu
bearbeiten. Ihr Anwendungsbereich ist universell und nicht auf einen bestimmten
Bereich begrenzt. Im Vordergrund steht das Interesse, aus Nutzer*innen- bzw.
Anwender*innensicht überzeugende Lösungen zu finden. Das Vorgehen ist stark
strukturiert und besteht aus voneinander klar abgegrenzten Schritten. Die Frei-
setzung des kreativen Potenzials erfolgt in sich abwechselnden divergenten und
konvergenten Phasen in einem fachlich heterogen zusammengesetzten Team
in iterativen Schleifen. Im Vordergrund des dialogorientierten gemeinsamen
Arbeits- und Reflexionsprozesses steht das Ziel, Prototypen zu entwickeln, die
es dann empirisch zu erproben gilt. Hierbei geht es um eine möglichst optimale
Gestaltung von Produkten und Dienstleistungen in Bezug auf die Wünsche und
Anforderungen der Kund*innen, mit denen eine möglichst intensive Auseinander-
setzung real und mental angestrebt wird. Ähnlich wie in der Intervision findet
zunächst eine intensive Beschäftigung mit dem Anliegen (potenzieller) Kund*innen statt, bevor für diese Lösungen in Form der Prototypen entwickelt werden.
Für die Intervision könnte dies bedeuten, dass sie in einer weiteren, zeitlich später
zu terminierenden Einheit genutzt wird, um insbesondere auf die Umsetzung der
Lösungsideen und der dabei gesammelten Erfahrungen einzugehen; das Einver-
ständnis der/des jeweils zu Beratenden natürlich vorausgesetzt.

*Social Presencing Theater* Das Social Presencing Theater basiert auf der Theorie U von C. Otto Scharmer (2009, 2019, S. 112 f.). Presencing ist eine Wortschöpfung aus sensing und presence. Damit meint Scharmer, „dass man sich mit

der Quelle der höchsten Zukunftsmöglichkeit verbindet und sie ins ‚Jetzt' bringt"
(Scharmer 2009, S. 176). Das Social Presencing Theater ist eine Methode, dies zu
erfahren. Sie soll einer Gruppe von Menschen, die gemeinsam einem bestimmten
sozialen System angehören, bspw. einem Unternehmen, einer Schule oder einer
Organisation des Gesundheitssystems, zusammen eine geteilte Erfahrung ermöglichen. Voraussetzung für ihre Anwendung ist der Wunsch der Gruppe, eine
Einsicht über ihr eigenes System zu gewinnen. Ausgehend von der jeweiligen
aktuellen Situation wird das höchstmögliche zukünftige Potenzial in Form einer
räumlichen Aufstellungsarbeit für alle Beteiligten erfahrbar gemacht. Der Prozess
in dem dies geschieht, ist durch einen fest definierten Ablauf und bestimmte Rollen definiert. Prinzipien sind das Co-Initiating; das Co-Sensing und das Co-Pre-
sencing. Das Crystallizing beschreibt den Prozess der Bewegung der Skulptur
von der aktuellen Situation zum möglichen Zukunftspotenzial. Anschließend wird
in einem generativen Dialog der abgelaufene Prozess reflektiert. Im Mittelpunkt
dieses Formats von systemischer Strukturaufstellung steht die Transformation
des durch die Anwesenden verkörperten sozialen Systems. Das Social Presencing
Theater zielt auf eine Öffnung des Kopfdenkens, der Öffnung des Herzdenkens
und der Öffnung des Willens ab und will in einem ganzheitlichen Ansatz diese
drei Zugänge integrieren. Im Zentrum steht die Arbeit an der Haltung. Angesetzt
werden kann auf vier unterschiedlichen Ebenen: Mikro, Meso, Makro und
Mundo. Die Essenz der Theorie U und des Social Presencing Theater besteht
darin, in der Reflexion zwei Zustände eines Systems, die „current reality" und
die „emerging reality" erfahrbar zu machen und dabei nach der Devise zu handeln, wie es Scharmer ausdrückt, „Bring das System dazu, sich selbst zu spüren
und zu sehen" (Scharmer 2018). Im Mittelpunkt des Social Presencing Theater
steht das gruppenbezogene, selbstorganisierte Erfahren der höchsten Möglichkeit
eines Systems bzw. sozialen Feldes. Dies geschieht in einem generativen Dialog, der nonverbale wie verbale Zugänge nutzt. Im Unterschied zur Intervision
geht es beim Social Presencing Theater in der Regel um selbstorganisierte bzw.
auch unter Anleitung erfahrbare Lösungsmöglichkeiten für die gesamte Gruppe.
Der Übergang von der Intervision zum Social Presencing Theater könnte darin
bestehen, die in der Intervision erarbeiteten Lösungen unmittelbar durch die
Skulpturarbeit erfahrbar zu machen. Desweiteren eröffnen sich durch das Social
Presencing Theater neue Möglichkeiten für das selbstorganisierte Change-Ma-
nagement im Allgemeinen und die Teamentwicklung im Besonderen.

*Mentoring* Im Mentoring berät eine erfahrene Person (Mentor oder Mento-
rin) eine weniger erfahrene Person (Mentee) über einen längeren Zeitraum in
einem dialogischen Prozess (Schmid und Hansen 2011). Wichtig ist dabei,

dass Mentor\*in und Mentee sich in keiner direkt abhängigen Arbeitsbeziehung zueinander befinden. Im Zentrum steht der auf Transformation angelegte Lernprozess des Mentees, der in seiner persönlichen und beruflichen Entwicklung gefördert werden soll. Das Mentoring organisiert und gestaltet zeitlich befristet die Rahmenbedingungen für ein individuumsbezogenes, angeleitetes Lernen im Arbeitsprozess. Inwieweit es dem Mentee gelingt, an seiner Haltung zu arbeiten und eine Passung zwischen seinen individuellen Aspirationen und den Anforderungen der Organisation herzustellen, liegt allein in seiner Verantwortung. Übergänge zur Intervision ergeben sich im Peer-to-Peer-Mentoring und im Gruppen-Mentoring. Mit dem Peer-to-Peer-Mentoring bezeichnet man die Form des Mentorings unter statusgleichen Teilnehmer\*innen bspw. in Schulen und Universitäten. Unter einem Gruppen-Mentoring versteht man den Fall, dass ein/e Mentor\*in mehrere Mentees parallel und überwiegend gemeinsam betreut. Die Mentees unterstützen sich dabei im Sinne der Intervision wechselseitig.

*Supervision und Coaching* Unter Coaching und Supervision versteht man die professionelle Beratung, Begleitung und Unterstützung von Einzelpersonen, Teams- und Projektgruppen. Die Tatsache, dass diese Beratungsformate von einer/einem professionell Beratenden durchgeführt werden, unterscheiden sie fundamental von den bisher vorgestellten Ansätzen und der Intervision. Wegen des Fehlens professioneller Berater\*innen ordnet Buer (2010) Kollegiale Beratung den Formaten semiprofessioneller Beratung zu, deren professionelles Pendant die (Fall-)Supervision in Gruppen bildet. In der Supervision und dem Coaching geht es um die Reflexion (beruflichen) Handelns mit dem Ziel der Steigerung der Kompetenzentwicklung und Verbesserung der Zusammenarbeit in Organisationen. Der Unterschied zwischen Coaching und Supervision besteht – trotz ihrer strukturellen Gemeinsamkeiten – vor allem darin, dass Coaching primär als Beratung von Führungskräften und Supervision als Beratung von Fachkräften verstanden wird (Kühl und Schäfer 2019a). Auch Coaching und Supervision zeichnen sich dadurch aus, dass sie dialogisch angelegt sind, auf Transformation durch die Aktivierung von Ressourcen und Potenzialen abzielen und an Verhalten und Haltungen arbeiten. Vom Coaching *für* die Führungskraft zu unterscheiden ist das Coaching *durch* die Führungskraft; hier übernimmt die Führungskraft eines Mitarbeitenden die Rolle des Coaches. Beim Coaching durch die Führungskraft geht es um die Gestaltung eines auf Transformation ausgerichteten Prozesses durch die daran Beteiligten. Dabei gilt es die Bedürfnisse, Interessen und Ziele sowohl der Organisation als auch der Mitarbeitenden im Sinne einer optimalen Passung zu berücksichtigen (Kühl et al. 2018; Kühl und Schäfer 2019a). Supervision und Coaching decken ein breiteres Indikationsspektrum im Spannungsfeld von persönlichkeits- und beziehungsorientierten, rollenbezogenen sowie institutionellen Anteilen beruflichen Handelns als Fach- bzw. Führungskraft ab und gehen zudem ‚tiefer'. Coaching und Supervision können sowohl einer Intervision vorgeschaltet oder auch nachgelagert sein; ebenso ist es denkbar, dass diese Beratungsformate parallel zu einer Intervision, bspw. zu deren Unterstützung im Konflikt- und Krisenfall angeboten werden.

Die zuvor skizzierten, auf Selbstorganision basierenden Beratungs-, Projekt- und Reflexionsmethoden bzw. -formate bieten in Relation zur Intervision jeweils gemeinsame bzw. unterschiedliche Reflexionszugänge und -schwerpunkte. Während das WOL ebenso wie die Intervision eine individuelle Lern-, Entwicklungs- bzw. Lösungsperspektive im Gruppenkontext eröffnet, setzen Scrum, Design-Thinking und Social Presencing Theater eher auf kollektive Lern- und Veränderungsprozesse. Mentoring, Coaching und Supervision erfordern zudem externe Unterstützung und weisen hinsichtlich ihrer Indikation ebenfalls einige Schnittmengen mit der Intervision – insbesondere in der Fallberatung – auf, die beiden letzteren gehen allerdings deutlich darüber hinaus. Sämtliche vorgestellten Beratungsmethoden und -formate machen deutlich, wie wichtig ein „beratungs- orientiertes Professions- und Organisationslernen als Modell für kompetentes Arbeiten in Organisationen" (Schmid 2008, S. 41) heute geworden ist. In der sogenannten VUKA-Welt, mit ihren zunehmend liquiden Organisationen (Beis- ner und Häfelinger 2016) kommt es mehr als jemals zuvor darauf an, Arbeiten, Lernen und Führung auf die Person, das Team und die Organisation passungs- bezogen abzustimmen und zukunftsorientiert im Dialog mit relevanten Ande- ren zu gestalten. Wie ein Rahmenmodell hierfür aussehen kann, wird uns noch beschäftigen (vgl. Kap. 6 und 7).

# Theoretische und empirische Grundlagen der Intervision

5

Bislang hat die Intervision bzw. Kollegiale Beratung in wissenschaftlicher Hinsicht – abgesehen von einigen Qualifizierungsarbeiten – noch wenig Aufmerksamkeit gefunden. Allerdings ist eine deutliche *Zunahme an Methodenliteratur* zu verzeichnen (Tietze 2010). Diese Veröffentlichungen bieten über Phasenmodelle und Ablaufschemata hinaus im Sinne von Manualen gut strukturierte, vielfach leicht verständliche, umfangreiche Methodensammlungen an, die sowohl für (noch) weniger erfahrene als auch beratungs- und moderationskompetente Fach- und Führungskräfte eine gute Arbeitsgrundlage bieten.

Einen nach wie vor gut verwendbaren ,Klassiker', auf den einige Modelle aufbauen (Schrapper und Thiesmeier 2004; Kocks und Segmüller 2019), stellt das Buch von Fallner und Grässlin (1990) dar. Das zugrunde liegende Phasenmodell ist plausibel strukturiert. Dies gilt auch für die sehr benutzerfreundlich angelegten Veröffentlichungen von Tietze (2018), Franz und Kopp (2003), Herwig-Lempp (2016), Schmid et al. (2010) und Nowoczin (2012). Komplexer strukturiert sind zwei weitere Werke, weil sie theoretisch fundiert (Schlee 2019) bzw. im Sinne eines sehr umfassenden Methodenkompendiums insbesondere auch für Fortgeschrittene konzipiert sind (Lippmann 2013).

Der Blick in die überwiegend konzeptionell und methodisch orientierte Fachliteratur wirft die Frage nach ihrer theoretischen Fundierung auf. Dabei ist zu konstatieren, dass die einzelnen Veröffentlichungen noch wenig Bezug auf vorausgegangene Publikationen nehmen. Es gibt in Deutschland derzeit noch kaum entsprechende wissenschaftliche Diskurse.

Ein Großteil der einschlägigen Veröffentlichungen kommt ohne theoretischen Hintergrund aus und ist tendenziell von einem *pragmatisch orientierten Eklektizismus* geprägt, indem bewährte Praktiken übersichtlich und verständlich dargestellt werden. In anderen Veröffentlichungen werden theoretische Bezüge

© Springer Fachmedien Wiesbaden GmbH, ein Teil von Springer Nature 2020
W. Kühl und E. Schäfer, *Intervision*, essentials,
https://doi.org/10.1007/978-3-658-28526-5_5

lediglich schlagwortartig angedeutet, indem auf einzelne oder – nicht immer widerspruchsfrei – auf mehrere theoretische Konstrukte verwiesen wird, „wenngleich der Auflösungsgrad der Überlegungen überwiegend nicht sehr fein ausfällt" (Tietze 2010, S. 44).

Hingegen finden sich differenzierte Ausführungen zum *Menschenbild* insbesondere bei Schlee (2019). Zentrale Dimensionen sind demnach die Akzeptanz und die Wertschätzung der „Subjektiven Theorien" (Schlee 2019, S. 38) der Gruppenmitglieder zur Bewältigung des Alltags. Sie sind, ebenso wie wissenschaftliche Theorien für Expert*innen, handlungsweisend. Der Autor spricht insofern von einem „Menschenbild des Forschungsprogrammes Subjektive Theorien" (Schlee 2019, S. 38). Da diese Subjektiven Theorien individuell, eben subjektiv, ausgebildet sind, kann nur der Ratsuchende selbst auch der Experte für sein Problem und seine Weltsicht sein. Es wird also nicht nach einer einzig gültigen Wahrheit gesucht, sondern konstatiert, dass sich die Wahrheit aus unterschiedlichen persönlichen Konstrukten zusammensetzt. Ebenso wie Schlee (2019) in seinem Beratungsverständnis im Sinne der subjektiven Theoriebildung greift auch Rimmasch (2003) auf Kellys „Psychologie der persönlichen Konstrukte" (1986) zurück. Die Möglichkeit, die innere Wahrnehmung und dadurch das eigene Handeln durch Beratung zu verändern, basiert auf der Annahme, dass jede Person folgende Potentiale zur Verfügung hat, auch wenn diesbezüglich weiterer Entwicklungsbedarf besteht:

- „*Rationalität:* die Fähigkeit vernunftorientiert und absichtsvoll zu handeln, die eigene Wahrnehmung und Selbstsicht anhand von Erfahrungen zu überprüfen und zu ordnen;
- *Reflexivität:* die Fähigkeit, Annahmen zu bilden, zu überprüfen und zur Handlungsteuerung einzusetzen sowie die inneren Prozesse des Handelns, die Ziele, Intentionen, das Denken, Fühlen und Wollen zum Gegenstand des Nachdenkens zu machen;
- *Autonomie:* die Fähigkeit, eigene Entscheidungen selbständig aus sich heraus zu finden;
- *Kommunikation:* die Fähigkeit äußere und innere Prozesse zu verbalisieren" (Rimmasch 2003, S. 40; Hervorhebungen im Original).

Auch Tietze (2010, S. 44 ff.) bezieht sich zur theoretischen Grundlegung seines Beratungsansatzes auf das skizzierte Forschungsprogramm „Subjektive Theorien". Er greift allerdings noch auf zwei weitere Theorien zurück:

- Die *sozial-kognitive Lerntheorie:* Laut dieser Theorie ergeben sich Lerneffekte durch die stellvertretenden Erfahrungen in Form der Beobachtung von Modellen. Für die Kollegiale Beratung ist von Bedeutung, dass Modelle nicht nur direkt beobachtet werden müssen, sondern auch sprachlich vermittelt werden können, um eine Lernerfahrung zu ermöglichen. Kollegiale Beratung ermöglicht es, das eigene Handlungsspektrum mit Rückmeldungen aus der Gruppe zu vergleichen, zu reflektieren, zu modifizieren und neue Handlungsmöglichkeiten auszuprobieren.
- Das *erfahrungsbasierte Lernen:* Tietze erstellt einen Vergleich mit vier Lernphasen des erfahrungsbasierten Lernens:
  1. Konkrete Erfahrung – z. B. ein Fall,
  2. Beobachtung und Reflexion – Reflexion eigener Handlung mithilfe der durch die Gruppe zurückgemeldeten Interpretations- und Handlungsmöglichkeiten,
  3. Bildung abstrakter Begriffe – Erkenntnisse aus der Kollegialen Beratung in der Abschlussphase und
  4. Aktives Experimentieren – Umsetzung der im Laufe der Kollegialen Beratung gewonnenen Erkenntnisse und Entscheidungen in der Praxis.

Die dargestellten theoretischen Grundlagen „stellen zumeist jedoch keine spezifisch formatbezogenen theoretischen Begründungen für Kollegiale Beratung bereit, da sie sich ohne Weiteres auch auf verwandte Formate wie Supervision beziehen lassen" (Tietze 2010, S. 45). So ist es auch nicht weiter verwunderlich, dass ein Großteil der aktuellen Literatur zur Intervision bzw. Kollegialen Beratung zunehmend auf – in der Supervision und im Coaching – mittlerweile weit verbreitete systemische bzw. konstruktivistische Denkmodelle (Fallner und Grässlin 1990; Franz und Kopp 2003; Herwig-Lempp 2016; Schmid et al. 2010; Patrzek und Scholer 2018) zurückgreift. Sie lenken den Blick weg von mehr oder weniger verfestigten Problemkreisläufen, hin zu den gewünschten Zielen und zu bereits ansatzweise gelingenden Lösungen. Sie sind in ihren Grunddimensionen ressourcenorientiert und interaktionell.

Des Weiteren werden u. a. Ansätze der Gruppendynamik und der humanistischen Psychologie benannt, wie die Themenzentrierte Interaktion (Brinkmann 2002; Hendriksen 2000; Rotering-Steinberg 1999) sowie die klientenzentrierte Beratung (Schlee 2019; Brinkmann 2002).

Zusammenfassend lässt sich angesichts einer sich verbreiternden methodisch-konzeptionellen Ausrichtung der Intervision bzw. Kollegialen Beratung konstatieren, dass ihre *theoretische Fundierung* eine zentrale Entwicklungsaufgabe darstellt. Zwar liegen erste theoretische Ansätze zu grundlegenden

Menschenbildern vor, *ethische* Diskurse fehlen allerdings bislang völlig, obwohl sie angesichts der ethischen Dimensionen von Kollegialität im Rahmen disruptiver Organisationsveränderungen und innovativer Organisationsmodelle im Sinne von New Work angezeigt wären (Sennett 2012; Laloux 2015, 2017).

Die Entwicklungsaufgaben hinsichtlich einer theoretisch-konzeptionellen Fundierung auf handlungswissenschaftlicher Grundlage lassen sich wie folgt skizzieren:

- Überlegungen zur *Haltung* der Mitglieder von Intervisionsgruppen, insbesondere vor dem Hintergrund von *ethischen Diskursen* und *Menschenbildern,*
- *sozialwissenschaftlichen Grundlagen* im Spannungsfeld *Person, Gruppen- und Teamdynamik sowie Organisation,*
- *theoretisch-konzeptionell begründete Methoden/Techniken* und entsprechende Bezüge zu den Rahmenbedingungen und zum *Setting,*
- *arbeitsfeldspezifische Orientierung hinsichtlich Professionsentwicklungen* der jeweiligen Fach- und Führungskräfte.

Hinsichtlich der *empirischen Grundlagen* zur Verbreitung und den Wirkungen der Intervision bzw. Kollegialen Beratung gibt es bislang kaum Belege (Tietze 2016); es liegen erst wenige Studien zu diesem Beratungsformat vor. Bei diesen handelt es sich zumeist um *akademische Qualifizierungsarbeiten* (Kapsch 2012; Roddewig 2013; Herbach 2019). Auf zwei Dissertationen (Tietze 2010; Linderkamp 2011) soll nachfolgend näher eingegangen werden. Tietze hat die bislang im deutschen Sprachraum elaborierteste Evaluationsstudie vorgelegt. Zu Beginn und nach Durchführung von Kollegialer Beratung (mit drei bis fünf halbtätigen Sitzungen), die im Anschluss an ein Einführungsseminar erfolgte, wurden insgesamt 21 Studienteilnehmer*innen qualitativ und unter Verwendung einer Kontrollgruppe mit Hilfe von standardisierten Tests und Fragebögen befragt.

„Die Evaluationsstudie erbrachte empirische Erkenntnisse zur Frage, inwieweit sich die längerfristige Teilnahme an Kollegialer Beratung auf die Selbsteinschätzung beruflicher Handlungskompetenzen sowie auf berufliche Beanspruchungen auswirkt. Bereits eine vergleichsweise niedrige Frequenz von Kollegialen Beratungen führt offenbar zu den Effekten, dass Teilnehmer*innen ihre beruflichen Beanspruchungen vermindert und relevante berufliche Handlungskompetenzen in eine positive Richtung entwickelt erleben" (Tietze 2010, S. 221).

Dieser Wirkbereich wurde unter Berücksichtigung von folgenden Dimensionen betrachtet: Problemerkennung, Problemlösung, Menschen bewegen, sich vernetzen, Motivation von Anderen und Kontaktaufbau sowie -pflege, systematisches und reflektiertes Handeln sowie Planung der eigenen Arbeitsabläufe. Außerdem wurde die Wirksamkeit von Kollegialer Beratung in Bezug auf Problemerkennung bestätigt. Dies wurde durch die Einschätzung der Befragten erhoben, inwieweit sie Probleme bei der Arbeit, bei Prozessen und Abläufen identifizieren und hinterfragen können. Die Teilnahme an Kollegialer Beratung scheint über die Beratungssituation hinaus zu wirken und die Sensibilität hinsichtlich problematischer Abläufe zu steigern. Die Förderung des systematischen und reflektierten Handelns und der Fähigkeit planenden Vorzugehens konnte ebenfalls bestätigt werden. Die Praxis der Kollegialen Beratung entwickelt die Gewohnheit, berufliche Situationen in der Peergruppe wiederkehrend zu besprechen. Durch das Erlernen und Praktizieren einer systematischen Ablaufstruktur wird systematisches und planendes Vorgehen offenbar unterstützt.

Linderkamp (2011) hat zum einen zehn qualitative Interviews mit Mitgliedern von Kollegialen Beratungsgruppen und zum anderen sechs Experteninterview mit Personalverantwortlichen und Personalentwicklern durchgeführt und ausgewertet.

„Insgesamt wird der Kollegialen Beratung aus Expertsicht eine hohe Leistungsfähigkeit, insbesondere zur Unterstützung von Reflexionsprozessen, beruflichen Klärungsprozessen und zur Entscheidungsvorbereitung zugesprochen. Damit einhergehend wird die Kollegiale Beratung in erster Linie als geeignet für Beschäftigte erachtet, die einen hohen Grad an Autonomie und eine hohe Komplexität in ihren Aufgaben zu bewältigen haben" (Linderkamp 2011, S. 208).

Im Hinblick auf die Erweiterung der empirischen Basis der Intervision bieten sich vielfältige Möglichkeiten. Insbesondere deskriptive Studien über Beratungsprozesse und -ergebnisse können aufschlussreich sein.

# VUKA-Welt und New Work: konzeptionelle Konsequenzen für die Intervision

6

Um mit der Komplexitätszunahme bei gleichzeitiger Beschleunigung von disruptiven Veränderungen (Mutius 2017) in der sogenannten VUKA-Welt umzugehen, benötigen Organisationen für die Arbeit auf individueller, Team- und Führungsebene real und metaphorisch Räume für neues Denken. Hierzu gehören Räume für Ruhe und Rückzug, für Konzentration, für Ideengenerierung, für selbstorganisiertes Lernen und vor allem für Reflexion[1]. Nur so lassen sich nachhaltige Lern- und Entwicklungskulturen schaffen; ihr zentrales Element stellt die Lern- und Reflexionsfähigkeit der Fach- und Führungskräfte dar. Die Zukunftsfähigkeit lernender Organisationen wird entscheidend davon abhängen, inwiefern es ihnen gelingt, ihre jeweiligen Reflexions- und Transformationsprozesse auf sämtlichen Organisationsebenen adäquat zu gestalten.

Die vorliegenden Konzepte der Intervision tragen hierzu bei und dienen bislang vor allem dem individuell passgenauen, selbstorganisierten Lernen der Fach- und Führungskräfte, deren kollegialer Unterstützung und der Professionalisierung in zahlreichen Arbeitsfeldern. Insbesondere lassen sich – so unsere These – durch die Einbindung in das Rahmenkonzept des Transflexings® die Entwicklungsprozesse wirksamer und nachhaltiger gestalten.

Vor allem durch die Koordination und Gestaltung der Übergänge von der Intervision zu den benachbarten Beratungsformaten im Kontext des Transflexings® lässt sich deren Wirksamkeit noch steigern. So kann dazu beigetragen werden, das VUKA-Akronym umzudeuten, um entsprechende Handlungsperspektiven im Hinblick auf die neuen Herausforderungen zu entwickeln:

---

[1]Teile dieses und des folgenden Kap. sind in der Zeitschrift OSC veröffentlicht (Kühl und Schäfer 2019b).

© Springer Fachmedien Wiesbaden GmbH, ein Teil von Springer Nature 2020
W. Kühl und E. Schäfer, *Intervision*, essentials,
https://doi.org/10.1007/978-3-658-28526-5_6

„*Vision* – Vision, Strategie und strategische Ziele definieren und kommunizieren, *Understanding* – umfassende Erfahrung in unterschiedlichen Fachbereichen, Industrien, *Clarity* – Transparenz in der Kommunikation und im Handeln und *Agility* – schnelle Entscheidungen und konsequentes Handeln" (Graf et al. 2017, S. 186).

Der vom Sozialphilosophen Frithjof Bergmann (2004) kapitalismus- und gesellschaftskritisch geprägte Begriff des *New Work* hat sich von seiner ursprünglichen Idee als Sozialutopie weitgehend abgelöst und steht heute allgemein für die Annahme, dass im Wandel von der Industrie- zur Wissensgesellschaft auf Hierarchie basierende Strukturen in der Arbeitswelt durch solche mit mehr Eigenverantwortung abgelöst werden, die Sinnbezug, Selbstbestimmung und Kompetenzerwerb möglich machen. Die utopische Kraft der mit New Work (Hackl et al. 2017) einhergehenden Erwartungen und Hoffnungen kulminieren in den Vorstellungen von „Nextland", die mit den Prinzipien von Sinn, Selbstmanagement, Innovation sowie Vertrauen und Feedback einhergehen (Bernadis et al. 2016). In der New Work Charta, initiiert von den Humanfy-Gründern Markus Väth und Arthur Soballa sowie Anja Gstöttner (2019), wird der Versuch unternommen, eine Definition von New Work für den Bereich der Wirtschaft zu entwickeln. Jenseits isolierter Maßnahmen und einzelner Methoden wird die Essenz von New Work in fünf Prinzipien zusammengefasst; es handelt sich dabei um

- *Freiheit:* Schaffen von Experimentierräumen für neues Arbeiten, Schaffen einer Kultur der Angstfreiheit, Stärken der gemeinsamen Vernetzung,
- *Selbstverantwortung:* Etablieren von Modellen der Selbstorganisation, Erweitern von Budget-Autorität, Etablieren finanzieller Beteiligungsmodelle,
- *Sinn:* Verfolgen einer selbst-bewussten Unternehmensidentität, Definieren einer klaren Wertschöpfung, Sinnhaftes Gestalten des Alltags,
- *Entwicklung:* Etablieren kollektiver Lernstrukturen, Stärken einer kontinuierlichen Selbsterneuerung, Etablieren abgestufter, kollektiver Entscheidungsstrukturen sowie
- *soziale Verantwortung:* Berücksichtigen von nachhaltigem und ökologischem Wirtschaften, Verwurzeln des Unternehmens durch regionales Engagement, bewusstes Folgen des Grundsatzes des ehrlichen Kaufmanns.

Wie zahlreiche Beispiele aus unterschiedlichen Wirtschaftsbranchen und Betriebsgrößen zeigen (Bock und Schilling 2019; Ritter und Grosenick 2019; Schröder und Oestereich 2019; Czeppel 2019) sind es drei Tendenzen, die den Trend zu hierarchiearmen Organisationen der New Work befördern: die digitale

Transformation, die Volatilität im Umfeld der Organisationen sowie der Eintritt der Millenials in den Arbeitsmarkt mit ihren persönlichen Erwartungen an eine sinnerfüllte Arbeit (Schumacher und Wimmer 2019, S. 12 f.).

Auf theoretischer Ebene hat sich Laloux (2015, 2017) mit den historischen Entwicklungsstadien von *Organisationsmodellen* beschäftigt. Einen ähnlichen Ansatz verfolgen auch Scharmer und Käufer (2014) in ihrem Buch „Von der Zukunft her führen". Dort beschreiben sie einen Prozess der institutionellen Transformation vom traditionellen hierarchischen Bewusstsein (1.0) über das Egosystem-Bewusstsein der Märkte und Wettbewerbe (2.0), das Stakeholder-Bewusstsein der Netzwerke und Verhandlungen (3.0) bis hin zum Ökosystem-Bewusstsein, in dessen Zentrum die „awareness-based collective action" (Scharmer und Käufer 2014, S. 149) steht (4.0) und in dem die Gesellschaft bislang noch nicht angekommen ist.

Die gegenwärtige Situation ist durch eine Parallelität verschiedener Organisationsmodelle gekennzeichnet. Hinsichtlich der Vereinbarkeit tendenziell hierarchiefreier Organisationsformen und herkömmlicher pyramidaler Strukturen, finden sich unterschiedliche Einschätzungen. Schumacher und Wimmer (2019, S. 17) fordern vor diesem Hintergrund ein „elaboriertes Paradoxie-Management". Dies ist nicht zuletzt deshalb erforderlich, weil „die Belange einer Organisation und die persönlichen Belange ihrer Mitglieder nicht so einfach unter einen Hut zu bringen sind". Die dialogischen Passungsprozesse innerhalb des Transflexings® fokussieren genau diesen Aspekt (Kühl et al. 2018).

Damit die Herausforderungen der New Work bewältigt werden können, ist es notwendig, dass sich neue Formen der Zusammenarbeit herausbilden, die besser geeignet sind, flexible und schnelle Kommunikations- und Entscheidungsprozesse zu ermöglichen. Dies erfordert insbesondere hinsichtlich der Förderung der Selbststeuerungs- und Kooperationskompetenzen der Fach- und Führungskräfte zunehmend reflexive Schleifen. In diesem Zusammenhang kommt Beratungsformaten wie Intervision, Supervision und Coaching sowie den in der jüngeren Vergangenheit entwickelten Beratungs-, Projekt- und Reflexionsformen (vgl. Kap. 4) eine wachsende Bedeutung zu.

Angesichts der neuen Herausforderungen der sogenannten VUKA-Welt reicht es heute nicht mehr, nur Manager*in und Führer*in zu sein, indem auf einer operativ-inhaltlichen Ebene gearbeitet wird. Es kommt ebenso darauf an, Metaführung zu betreiben, d. h. im Sinne einer Transformation zu arbeiten, also organisationale Entscheidungen zu treffen bzw. diese zu initiieren, die dafür die Voraussetzungen und Bedingungen schaffen, dass die Organisation schneller lernen kann (Radatz 2019).

Während in eher traditionellen hierarchisch organisierten Unternehmen und Organisationen sich sowohl die Führungskräfte als auch die Mitarbeitenden darauf konzentrieren, *im* System zu arbeiten, um bei Bedarf externe Berater*innen und Prozessbegleiter*innen hinzuzuziehen, ist ein zentrales Kennzeichen von New Work, dass noch die Arbeit *am* System hinzukommt. Deshalb stößt in diesen Kontexten die klassische Unternehmensberatung an ihre Grenzen (Väth 2019). An ihre Stelle tritt das Organisationscoaching mit dem Anspruch strukturelles Empowerment (Schermuly 2019) zu befördern. Auf diese Weise werden Individuen wie Teams befähigt, eine besondere Weise von *„Inner Work"* zu leisten: „In selbstorganisierten Einheiten müssen sich die Kolleg*innen noch stärker aufeinander beziehen und verstehen, was in ihrem Gegenüber vorgeht, (…), sie müssen Unstimmigkeiten und Konflikte selbständig regeln und haben keine direkte Führungskraft mehr, an der sie sich orientieren können" (Giernalczyk et al. 2019, S. 145). Dies ist nur mit einer zu fördernden, vermehrten Reflexionskompetenz möglich. Je mehr sich äußere Strukturen verflüssigen, desto wichtiger wird es Vertrauensräume zu schaffen, die das Einüben von Multiperspektivität ermöglichen, damit die Mitarbeitenden an den inneren Haltungen und Denkmustern arbeiten können (Breidenbach und Rollow 2019).

Aufgrund einer tendenziell abnehmenden Zahl von mittleren und einfachen Tätigkeiten in der zukünftigen Arbeitswelt und einem Anstieg jener Tätigkeiten, die höhere Qualifikationen und Kompetenzen erfordern, kommt es zunehmend darauf an, dass den Mitarbeitenden Entwicklungschancen offeriert werden. Arnold (2009) spricht in diesem Zusammenhang von einer „Potenzialorientierung". Führung wird deshalb „stärker auf die Individualität des einzelnen Mitarbeiters hin orientiert sein müssen" (Ameln und Heintel 2016, S. 153). Im Sinne einer „Ermöglichungsorientierung" (Arnold 2009) wird es darum gehen, dass Führungskräfte das Arrangement dafür schaffen, dass die Mitarbeitenden ihre kreativen Kräfte, Teams ihre Schwarmintelligenz und Netzwerke ihre Selbstorganisationsdynamiken entfalten können (Ameln und Heintel 2016, S. 153).

Die zunehmende Beratung durch externe bzw. interne Professionelle mittels der Beratungsformate Supervision, Coaching, Organisationsberatung, Mediation, aber auch durch die coachende oder mentorierende Führungskraft und vor allem durch die Mitarbeitenden selbst, bspw. in dyadischen bzw. team- und gruppenbezogenen Intervisions-, Peer- und Selbstcoachings weisen auf einen wachsenden Bedarf an dialogischer Reflexion und beratender Begleitung von personalen, kooperationsbezogenen und organisationalen Analyse- und Transformationsprozessen hin (Kühl und Schäfer 2019a).

Damit es nicht zu einer Flut ausufernder und unkoordinierter Sitzungen kommt, ist mittelfristig die Abstimmung der in einer Organisation zum Einsatz kommenden Reflexionsformate im Sinne eines entsprechenden, in seinen Elementen aufeinander bezogenen *Reflexionssystems* erforderlich. Dieses gilt es ausgehend von den konkreten Reflexionsbedarfen auf individueller, Team-, Führungs- und den verschiedenen Organisationsebenen im Rahmen eines entsprechenden Organisations- und Personalentwicklungskonzeptes zu entwerfen.[2] Wie die Studie „Workplace Learning Report 2019" (LinkedIn 2019) zeigt, spielt die Personalentwicklung zunehmend ein strategische Rolle in den Unternehmen. Aufgrund größerer Spielräume bei Budget und Personal, einhergehend mit einer hohen Wertschätzung für das Lernen im Unternehmen, geben 82 % der Befragten an, dass die Führungskräfte in ihrem Unternehmen die Mitarbeitenden aktiv dabei unterstützen, sich weiterzubilden.

Die Herausforderung der sogenannten VUKA-Welt besteht oftmals darin, ganz neue Ansätze jenseits der bislang praktizierten Muster zu entwickeln. Damit erweitert sich der Blick von Skills, Developement und Performance in der Personalentwicklung, Supervision, Intervision und im Coaching vor allem auf Transformation. Diese setzt dann an, „wenn gewohnte Einschätzungen und Vorgehensweisen als nicht mehr zielführend wahrgenommen werden" (Klimek 2019, S. 61). Um derartige Transformationen möglich werden zu lassen, braucht es Denk- und Reflexionsräume wie sie die genannten Beratungsformate eröffnen.

---

[2]Dabei gilt es allerdings zu betonen, dass der Begriff der Personalentwicklung irreführend ist, da Systeme zwar in ihrer Selbstorganisationsfähigkeit gestärkt, aber nicht von außen entwickelt werden können. Das traditionelle Verständnis von Personalentwicklung haftet leider immer noch zu sehr an der Idee einer Steuerungsfähigkeit, die einem modernen Verständnis von Führung nicht gerecht wird. Hier stehen vielmehr die Förderung der Selbststeuerung und das selbstorganisierte Lernen der Fachkräfte im Mittelpunkt, das es allerdings auf den jeweiligen Organisationsebenen passungsorientiert zu koordinieren gilt.

# Intervision im Rahmen des Transflexings® 7

Für den Aufbau einer Reflexions- und Lernkultur in Unternehmen und Organisationen und eines darin eingebetteten *Reflexionssystems* liefert das *Transflexing*® ein Rahmenkonzept (Kühl et al. 2018). Mit der Wortschöpfung des Transflexings® bringen wir auf der *inhaltlichen* Ebene den Zusammenhang von Reflexion und Transformation zum Ausdruck. Konstitutiv im Begriff des Transflexings® mitgedacht sind neben *Reflexion* und *Transformation* weitere Kennzeichen. Hierzu gehören die *dialogische* Orientierung (Isaacs 2002; Hartkemeyer et al. 2015) in der Kommunikation, die *Passung* zwischen Person, Team und Organisation (Largo 2017; Schmid und Messmer 2003) sowie die innere *Haltung* der Organisationsmitglieder als Ausgangspunkte jeglicher Handlungen, die entscheidend für den Erfolg von Interventionen sind (Scharmer 2009; Goldhorn 2019).

Auf der *organisatorischen* Ebene sieht das Transflexing® die Ausgestaltung eines Reflexionsraumes vor, der den konzeptionellen Rahmen für verschiedene Beratungsformate beinhaltet. Das Transflexing® dient der professionellen Selbstreflexion und Selbsterneuerung auf individueller und institutioneller Ebene und findet in einem arbeitsweltbezogenen Kontext statt.

Metaphorisch lässt sich Transflexing® im Sinne eines verglasten und mit Vorhängen versehenen Separees[1] verstehen; damit wollen wir zum Ausdruck bringen, dass im Arbeitsleben zunehmend Räume für methodisch gestaltete Reflexions- und Transformationsprozesse zur Verfügung gestellt werden sollten (hierzu auch Kühl et al. 2018). Diese vom Arbeitsplatz der Fach- und Führungskraft

---

[1]Hier kann der gläserne Beratungsraum einer Bank als Modell dienen, wobei sich in diesem Beispiel bereits die Grenzen der Metapher zeigen, geht es dort doch primär um an Kund*innen gerichtete Verkaufsgespräche mit Anteilen einer Expertenberatung.

© Springer Fachmedien Wiesbaden GmbH, ein Teil von Springer Nature 2020
W. Kühl und E. Schäfer, *Intervision,* essentials,
https://doi.org/10.1007/978-3-658-28526-5_7

abgegrenzten, jedoch angesichts der Verglasung in ihren organisationsbezogenen Dimensionen transparenten und hinsichtlich persönlicher Anteile vertraulichen Reflexionsräume können durch Führungskräfte, Mitarbeitende sowie externe bzw. interne Beratungsprofis ausgestaltet und flexibel genutzt werden. Sie sind einerseits von informellen (Flur-)Gesprächen und andererseits von den bisherigen Meetings- bzw. Dienstbesprechungskulturen abzugrenzen.

Die in den skizzierten Reflexionsräumen stattfindende Beratung und Begleitung von Transformationsprozessen bezeichnen wir in ihrer Gesamtheit als Transflexing®. Es findet in einem arbeitsweltbezogenen organisationalen Kontext statt, intendiert die auf den Arbeitsgegenstand fokussierte Passung zwischen Person und Organisation, befördert in iterativen Schleifen Rückmelde-, Lern- und Transferprozesse, die in konkretes professionelles Handeln auf allen Organisationsebenen münden. Im Handlungsdruck berufspraktischer Situationen eröffnet das Transflexing® temporär *Auszeiten für das Einbeziehen umfassender Blickwinkel,* um sich als Fach- oder Führungskraft, als Team oder organisationales (Sub-)System selbst über die Schulter zu schauen oder Kunden- und Klientenperspektiven, Umwelt- und ethische Aspekte einzubeziehen sowie entsprechende Entscheidungen multiperspektivisch zu reflektieren und in den jeweiligen Transformationsschritten zu begleiten.

Wie weit jeweils von den aktuellen Schauplätzen beruflichen Handelns zurückgetreten bzw. wie eng die jeweiligen iterativen Schleifen gezogen werden sollten, kann je nach Arbeitsgegenstand, Arbeitsfeld/Branche, Organisation, Team und Fach- bzw. Führungskraft variieren. Dabei können einerseits engere Schleifen erforderlich sein, wenn kurzfristige Lösungs- bzw. Transferzyklen gegeben bzw. notwendig sind, oder es bietet sich an, weitere Schleifen im Sinne von bilanzierenden bzw. planerischen Perspektiven in den Blick zu nehmen. Zum einen ist es die Sache der zu beteiligenden Mitarbeitenden, Reflexionen selbst zu koordinieren, zum anderen auch die gemeinsam mit den Führungskräften zu realisierende Aufgabe dafür Sorge zu tragen, dass die jeweils relevanten Fragestellungen in den adäquaten Beratungskonstellationen bearbeitet werden.

Die liquiden, atmenden Organisationen und fluiden Teams des New Work, die keine geschlossenen Systeme mehr darstellen, sondern bei gleichzeitig steigenden Kooperationsanforderungen ständig ihre Form wandeln, bergen in sich die Gefahr begrenzter Loyalitäten und (latenter) Interessenkonflikte. Hierin sehen wir besondere *ethische Herausforderungen* für die wertschätzende und respektvolle Gestaltung der Kollegialität und damit das Gelingen von kollegialer Reflexion sowie im Hinblick auf die Gewährleistung von Vertraulichkeit der Beratungsinhalte. Außerdem geht es auch darum, Kolleg*innen in ihren Selbstreflexionsprozessen nicht zu klientifizieren.

Insofern stellen sich in der Intervision Anforderungen an die *kollegiale Haltung* der Gruppenmitglieder, die in den bisherigen Konzepten bislang noch kaum Eingang gefunden haben. Das Transflexing® impliziert hier eine ethische Reflexion, um die individuellen und kollektiven Verantwortlichkeiten auf sämtlichen Organisationsebenen zu beleuchten. Das Prinzip der *(Gestaltungs-)Verantwortung* (Jonas 1993; Wittgenstein 2017; Eck 2013, S. 343 ff.) für sich selbst, für das Zusammenarbeiten sowie für lebensförderliche Bedingungen in der Gegenwart und Zukunft, bietet deshalb einen aus unserer Sicht besonders geeigneten theoretischen Bezugsrahmen, der Handlungen in der Gegenwart dahingehend reflexiv verlängert, dass diese nicht die Lebensbedingungen künftiger Generationen einschränken. Dieses zukunftsethische Prinzip stellt die intergenerationelle Verantwortung in den Vordergrund, an der die Reichweite, die Konsequenzen und Nebenwirkungen gegenwärtiger Entscheidungen gemessen werden. Im Rahmen des Transflexings® treten die Beteiligten in einen reflexiven (Zwischen-) Raum ein, der angesichts des Handlungsdrucks der Praxis vor allem die Ebenen der Legitimation und Begründung beleuchtet. Indem die jeweiligen ethischen Dimensionen konzeptionell mitgedacht und konkret im Beratungsgeschehen thematisiert werden, stellt sich eine Verbindung zwischen gesellschaftlichen Kontextbedingungen (z. B. Ethik, Werte, Normen), den (Compliance-)Regeln der Organisation und dem individuellen Handeln her (Kühl et al. 2018, S. 74, 99 ff.).

Die von Erpenbeck (2017, S. 118 ff.) im systemischen Therapiekontext entwickelten Leitlinien als Wurzeln einer systemischen Haltung im Coaching gelten auch für die Intervision; von den insgesamt sechs *ethischen Leitlinien* sind insbesondere die folgenden drei für dieses Beratungsformat von Bedeutung:

- „Achte auf Definitionen und Bewertungen, die du vornimmst (oder: ‚Es könnte auch alles ganz anders sein‘)!" Die eigenen Überzeugungen immer wieder infrage zu stellen, ist auch in der Intervision eine besondere Herausforderung im Hinblick auf die Selbstreflexion der Gruppenmitglieder.
- „Besinne dich auf deine persönliche Verantwortung (oder: ‚Es gibt kein Richtig oder Falsch, aber du bist Teil des Kontextes, und alles, was du tust, hat Konsequenzen!‘)!" Dieser Leitsatz trifft den Kern der zuvor skizzierten Verantwortungsethik.
- „Begegne deinen Kolleg\*innen (Änderung durch die Autoren) mit liebevoller Achtung vor ihrem Eigen-Sinn (oder: ‚Dein Gegenüber ist genau wie du – nur anders!‘)!" Eine wertschätzende, achtungsvolle Beziehung ist die Grundvoraussetzung für jegliche Kooperation und Beratung; aus ihr entwickelt sich Vertrauen. Die hier formulierte Gestaltungsaufgabe erfordert sowohl eine kontinuierliche Anstrengung als auch eine permanente reflexive Selbstbeobachtung der Beteiligten.

Die hier formulierten Ansprüche stellen hohe Anforderungen, die zu erfüllen, eine stete Herausforderung bleibt. Damit werden Maßstäbe für professionelle Reflexion im Rahmen der Intervision definiert. Sie zu verinnerlichen und zu einem Teil der inneren Haltung werden zu lassen, bleibt ein permanenter Prozess.

An die Fach- und Führungskräfte richten sich mit dem Transflexing® neue Rollenanforderungen: Die Führungskräfte klären in Kooperation mit den Mitarbeitenden die entsprechenden Reflexions- und Transformationsbedarfe, sichern die personellen, zeitlichen, räumlichen und finanziellen Ressourcen und handeln mögliche Konflikte im Sinne von transparenter Interessenabwägung und synergetischer Nutzung aus. Die Führungs- und Fachkräfte gestalten somit die Rahmenbedingungen und damit die Architektur des Transflexings® und der entsprechenden Settings der jeweiligen Beratungsformate wie der Intervision. Zudem koordinieren sie auf den jeweiligen Organisationsebenen und in den entsprechenden Bereichen der jeweils tangierten (Sub-)Systeme im Sinne eines abzustimmenden Personal- und Organisationsentwicklungsprozesses die vor dem Hintergrund des jeweiligen Beratungsgegenstandes adäquaten Reflexionskonstellationen und Lernsettings.

Damit es zwischen Individuum, Team und Organisation zu einer Passung kommt und die Übergänge zwischen den jeweiligen Ebenen bzw. Bereichen der Unternehmen und Organisationen kooperativ ausgestaltet werden können, sind Absprachen hilfreich. In diesen gilt es insbesondere die Ziele und die Auswertung der Beratungsprozesse abzustimmen. In jedem Beratungssetting sollte insofern bereits vor Beginn des eigentlichen Beratungsprozesses geklärt sein, wie die Übergänge zu benachbarten und übergeordneten Subsystemen und deren Reflexionsräumen gestaltet werden. Für die Beratungssysteme stellt sich, unabhängig davon, ob sie mit oder ohne externe Berater*innen agieren, die Frage, wie neben dem personalen auch der organisationale Nutzen berücksichtigt werden kann. In Zusammenhang mit der Zielvereinbarung sollte festgelegt werden, wie das Beratungssystem bei gleichzeitigem Vertrauensschutz hinsichtlich personaler Anteile thematisch anschlussfähig gestaltet werden kann. Es sollte deshalb besprochen werden, welche organisationalen Sekundärziele im Sinne der verbesserten Vernetzung unterschiedlicher Organisationsbereiche (Kühl 2009) neben den primären Beratungszielen verfolgt werden. Ebenso ist die Frage von Rückmeldungen von Beratungsergebnissen und Prozessauswertungen an benachbarte bzw. übergeordnete Subsysteme vorab zu klären.

Im Coaching und in der Supervision wurde diesbezüglich das methodische Instrument des *Dreieckskontraktes* entwickelt.[2] Während im Coaching und in der Supervision die Vereinbarung zwischen den drei Akteuren, dem Coach/Supervisor, den Coachees/Supervisanden (Mitarbeitende, Professionelle, Team) und der Führungskraft als Repräsentant*in der Organisation zu schließen ist, erfolgen in der Intervision bislang – wenn überhaupt – lediglich Vereinbarungen zwischen den einzelnen Gruppenmitgliedern und der Gesamtgruppe über Ziele, Inhalte und Methoden- bzw. Rahmenabsprachen (Lippmann 2013). Der Intervisionskontrakt sollte daher unter dem Gesichtspunkt des Transflexings® hinsichtlich der koordinierenden Führungskraft bzw. einer/eines Vertreter*in der Organisation erweitert werden, deren/dessen Aufgabe zunächst darin besteht, in Absprache mit den Fachkräften die zeitlichen sowie räumlichen Ressourcen zu sichern.

Im Hinblick auf die Konstituierung und Ausgestaltung eines abzustimmenden, auf die benachbarten Subsysteme bzw. die gesamte Organisation bezogenen Reflexionssystems sind für die Führungskräfte bzw. die koordinierenden Instanzen auf den jeweiligen Organisationsebenen die Zielbestimmungen und Rückmeldungen aus den jeweiligen Beratungsformaten von Relevanz. Dabei ist der individuelle Vertrauensschutz für die Gruppenmitglieder allerdings zu gewährleisten; entsprechende Rückmeldungen gilt es konsensuell in der Gruppe zu vereinbaren. Dies kommt in der in Supervisionssettings bewährte Regel ‚Vertraulichkeit im Persönlichen, Offenheit im Strukturellen' zum Ausdruck und kann ebenso für die Intervision richtungsweisend sein. „In einer komplexer werdenden Arbeitswelt, die reflexiver und reflexionsbedürftiger wird (…), gehört das Eingehen, Halten und Regulieren von triadischen Beziehungen zu einem Moment sogenannter Schlüsselkompetenzen" (Busse und Tietel 2018, S. 33). Damit kommt der Organisation als drittem Element auch in der Intervision vermehrte Aufmerksamkeit zu. Wenn sich allerdings Intervisionsgruppen dadurch auszeichnen, dass in institutionsübergreifenden Zusammenhängen Angehörige unterschiedlicher Organisationen mitwirken, stellt es eine besondere Herausforderung dar, diese Gruppen organisational zu verankern. Allerdings hat der Organisationsbezug nicht in jeder Intervisionsgruppe gleichermaßen Relevanz. Parallel zu ihrer verstärkten institutionellen Einbindung ist die Intervision nach wie vor für Reflexionsgruppen von Fach- und Führungskräften von Bedeutung, die keinen unmittelbaren Organisationsbezug aufweisen, etwa im Kontext von Weiterbildungen.

---

[2]In der Supervision kam es nach langer „Organisationsabstinenz" (Busse und Tietel 2018, S. 62) in den 1980er Jahren zu einer stärkeren Berücksichtigung des organisationalen Kontextes als Beratungsfokus und insbesondere der Organisation, repräsentiert durch die jeweilige Führungskraft als Kontraktbeteiligten.

# Indikation und Kontraindikation der Intervision

Intervision bzw. Kollegiale Teamberatung ist „kein Allheilmittel für ratlose Profis und auch keine Allzweckwerkzeug für jede Lebenslage" (Herwig-Lempp 2016, S. 157). Obwohl manche Veröffentlichung den Schluss nahelegt, es gebe eine sehr umfassende Breit-Band-Indikation, ist dem unseres Erachtens jedoch nicht so. Es haben sich vielmehr folgende *Indikationen* der Intervision herauskristallisiert:

- Individuelle Unterstützung bei der fallbezogenen Problemlösung von Fach- und Führungskräften im Sinne selbstorganisierten Lernens; dies gilt als zentrales Anliegen der Intervision (Hendriksen 2000; Bürgisser 2006; Tietze 2018; Schlee 2019),
- *persönliche Wahrnehmungserweiterung sowie Entwicklung von Problemlöse- und Beratungskompetenz* (Franz und Kopp 2003); Wahrnehmungserweiterung für persönliche, fachliche und organisationsspezifische Faktoren (Fallner und Grässlin 1990),
- *kollegialer Rückhalt* und kollegiale Unterstützung im Sinne wechselseitiger Hilfsbereitschaft (Tietze 2018) und Entlastung,
- *Professionalisierung* der Fachkräfte (Hendriksen 2000), Schärfung ihrer professionellen Expertise (Kocks und Segmüller 2019) und Qualitätssicherung (Lippmann 2013),
- *praxisnahe Weiterbildung,* Vermittlung von Schlüsselqualifikationen für berufliches Handeln (Neumann 2017; Rotering-Steinberg 1999),
- *Organisations- und Personalentwicklung* zur Förderung der betrieblichen Kommunikations- und Lernkultur (Schmid et al. 2010; Lippmann 2013),

- *Wissensmanagement* im Sinne eines Austausches von Erfahrungswissen als Grundlage der Wissensgenerierung (Franz und Kopp 2003) im Kontext der lernenden Organisation.

*Als Kontraindikationen,* d. h. Beratungsanliegen, in denen Intervision sich nicht eignet, lassen sich benennen:

- *allgemeine Organisationsfragen,* die kein individuelles Beratungsanliegen beinhalten,
- bei *Problembetroffenheit aller Teilnehmenden* (wegen fehlender Distanz bei der Beratung/Moderation),
- Anliegen der *Teamentwicklung,* weil eine vertrauensvolle Zusammenarbeit – wie eine Implementierungsstudie (Kühl 2009) gezeigt hat – eine basale Voraussetzung für Intervision ist (Tietze 2018, S. 34); deshalb sollte bei gravierenden Konflikten zwischen den Teilnehmer*innen erwogen werden, die coachende Führungskraft (Kühl et al. 2018) oder ein/e Supervisor*in hinzu zu ziehen[1],
- *private Themen:* der berufliche Bezug sollte stets deutlich werden, auch wenn persönliche Einstellungen in die Beratung Eingang finden, so können bspw. Kündigungsabsichten eines Teammitgliedes Loyalitätskonflikte auslösen (Tietze 2018, S. 34 f.; Kühl 2009; Linderkamp 2011) sowie
- *zu persönliche Anteile:* hier ist zumindest ein gewisses Maß an Zurückhaltung im Teamkontext geboten, um Kolleg*innen nicht zu klientifizieren[2].

---

[1]Insofern ist der Einschätzung Kalteneckers (2017) zu widersprechen, wonach die Fallberatung es in selbstorganisierten Unternehmen ermöglicht, „im Kollegenkreis schwierige Situationen zu bearbeiten, die nicht aufgrund fachlicher Herausforderungen, sondern aufgrund sozialer Dynamiken zustande kommen: beispielsweise durch einen persönlichen Konflikt von zwei Teammitgliedern, die einander nicht ausstehen können" (Kaltenecker 2017, S. 192).

[2]Die Befragten einer Studie zur Implementierung von Intervision (Kühl 2009) präferieren eine Trennung zwischen Supervision und Intervision hinsichtlich des Kriteriums der persönlichen Anteile der Gruppenmitglieder. Insofern sprechen die vorliegenden Untersuchungsbefunde eher dagegen, persönliche Anteile konfrontativ in der Intervision zu bearbeiten, wie es der von Schlee (2019) entwickelte Ansatz kollegialer Beratung und Supervision vorsieht, – auch wenn dort die zweite Hauptphase „Skepsis und Konfrontation" konzeptionell stark ritualisiert angelegt ist (Schlee 2019, S. 101 f.). In der Intervision sollte unseres Erachtens vermieden werden, Kolleg*innen in ihren Selbstreflexionsprozessen zu klientifizieren. Da der Schutz durch externe Berater*innen hier nicht gegeben ist und von den Beteiligten selbst zu leisten ist, könnte die Konfrontation möglicherweise eher in sehr fortgeschrittenen Gruppen gelingen. Auch bei Berücksichtigung der entsprechenden Feedbackregeln stellt dies eine besondere moderatorische Herausforderung dar.

# Voraussetzungen und Implementierung der Intervision

Zentrale Voraussetzung für die Intervision ist eine *wertschätzende und respektvolle Haltung und* das Vorhandensein von *Vertrauen* in die Beratungsgruppe bzw. die Bereitschaft jedes Gruppenmitgliedes, das entsprechende Vertrauen in die Gruppe zu entwickeln (Kühl 2009). *Basale Kommunikations-, Gruppenarbeits- und Moderationskompetenzen* sollten möglichst bei jedem Mitglied einer Intervisionsgruppe gegeben sein. Die Frage, inwieweit in der startenden Beratungsgruppe bereits entsprechende Kenntnisse und Kompetenzen vorhanden sind, ist relevant für die Wahl des jeweiligen Beratungsmodelles. In einer Basisvariante (Tietze 2018) lässt sich Intervision auch bei relativ geringen Vorkenntnissen und kommunikativen Kompetenzen implementieren. Allerdings sollte dann insbesondere die Moderation zunächst trainiert werden.

Eine auf die jeweiligen Kompetenzen der Teilnehmenden abgestimmte *Implementierungsstrategie* im Sinne eines adäquaten Methodenkonzeptes, eines Startseminars und kompetenter Begleitung der Anfangsphase lohnt sich durchaus; dies lässt sich aufgrund einer Pilotstudie von zwölf Intervisionsgruppen mit 88 Teilnehmenden (Kühl 2009) und weiterer Untersuchungen (Tietze 2010; Linderkamp 2011; Nowoczin 2012) bestätigen. Es empfiehlt sich daher ein *Starthilfeseminar* mit dem Ziel der Vermittlung einer grundlegenden Sitzungs-Struktur und einiger Basis-Methodenbausteine, dem tieferen Verständnis der Rollen und Funktionen, der Sammlung praktischer Erfahrungen eines jeden Gruppenmitgliedes und der Vermittlung grundlegender Kommunikationskompetenzen. Ebenso ist die Einbeziehung eines *kompetenten Starthelfers* ratsam,

„der die Einführung in die Kollegiale Beratung übernehmen kann und die Gruppe bei Bedarf berät. (…) In der Startphase der Kollegialen Beratung unterstützt der Starthelfer die Gruppe dabei, Vereinbarungen bei organisatorischen Fragen zu treffen. Vor allem aber hilft er, dass Kennenlernen zu erleichtern, den Gruppenprozess

W. Kühl und E. Schäfer, *Intervision*, essentials,
https://doi.org/10.1007/978-3-658-28526-5_9

anzuschieben, den Erwerb von Beratungskompetenzen durch gezielte Übungen zu fördern und die Gruppe auf das eigenständige Arbeiten vorzubereiten. Der Starthelfer unterstützt später die selbstständige Beratungsgruppe dabei, offene Fragen zur Methodik zu klären, Konflikte in der Gruppe aufzuarbeiten und möglichen Fehlentwicklungen (z. B. Einseitigkeit der Methodenwahl) gegenzusteuern. Er kann zu einer Vertiefung, Auffrischung und Erweiterung des Methodenrepertoires der Gruppe beitragen und ihr bei der Reflexion des Gruppenprozesses helfen" (Tietze 2018, S. 227 f.).

Inwieweit das Starthilfeseminar durch externe Trainer*innen bzw. Supervisor*innen oder auch durch die reflexionserfahrene Führungskraft bzw. Teamleitung erfolgt, ist von den entsprechenden Personen, deren Ressourcen bzw. der jeweiligen Reflexionskultur der Organisation abhängig.

Teilweise in Anlehnung an Lippmann (2013, S. 52) sowie Kopp und Vonesch (2003) sind folgende Aspekte hinsichtlich der zu vereinbarenden Zusammenarbeit vor der Konstituierung von Intervisionsgruppen zu klären:

1. *Ziele und Erwartungen*
   - Welche Anliegen, Themen haben in der Intervision Raum? Welche Ziele verfolgen die Gruppenmitglieder und was sind die damit verbundenen Erwartungen an die Gruppe bzw. an einzelne Mitglieder?
   - Welche dieser Ziele sind im Sinne der Personal- und Organisationsentwicklung über die Individualebene hinaus auf der Team- und Organisationsebene relevant und sollten daher an benachbarte bzw. übergeordnete Reflexionssysteme bzw. die entsprechenden Führungskräfte rückgekoppelt werden?[1] Welche Anregungen und Impulse gibt es von diesen für die Intervisionsgruppe?
   - Welche persönlichen Ressourcen (insbesondere Beratungs- und Moderationskompetenzen) aber auch Grenzen sollen berücksichtigt werden?
   - Bestehende Befürchtungen: was soll nicht stattfinden?

---

[1]Dies gilt natürlich nur, wenn ein organisationaler Kontext tatsächlich auszumachen ist. In losen Arbeitszusammenhängen von (teil-)autonomen Fachkräften (Beisner und Häfelinger 2016) sind diese angesichts liquider Organisationsformen als Arbeitskraftunternehmer*innen auf sich selbst als Personal- und Organisationsentwickler*innen in eigener Sache verwiesen. Hingegen ist in Weiterbildungskontexten der Rückbezug zur Personalentwicklung durchaus sinnvoll.

2. *Methoden, Arbeitsweisen*
   - Wie sollen die Sitzungen strukturiert werden?
   - Welche Erwartungen haben wir an die Moderation? Wie vereinbaren wir die Moderation?
   - Nach welchen Kriterien (z. B. Dringlichkeit, Interesse möglichst vieler) geschieht die Themenauswahl?
   - Soll die Problembearbeitung mit möglichst verschiedenen Methoden erfolgen oder möchte die Gruppe zunächst mit weniger Verfahren hohe Routine erreichen?
   - Welche Regeln werden vereinbart?
   - Wie geht die Gruppe mit Konflikten bzw. massiven Arbeitsstörungen um?
   - Wird eine Kombination mit Starthelfer*innen gewünscht?

3. *Rahmenbedingungen*
   - Wer macht mit? Wie werden Aufnahmen bzw. Austritte gehandhabt?
   - Welches ist die gewünschte minimale bzw. maximale Gruppengröße?
   - Welche Vereinbarungen braucht es bezüglich der Vertraulichkeit der Beratungsinhalte? Wie können im Sinne der Regel ‚Vertraulichkeit im Persönlichen, Offenheit im Strukturellen' nach Auswertung einer bestimmten Sitzungsperiode Erkenntnisse im Sinne der Personal-, Qualitäts- bzw. Organisationsentwicklung an andere Subsysteme der Organisation rückgemeldet werden?
   - Arbeitet die Gruppe immer am gleichen oder an verschiedenen Orten? Entstehen Kosten (z. B. für Raum, Verpflegung)? Wer trägt diese?
   - Wie werden Zeitpunkt, Häufigkeit und Dauer bestimmt; sollen die Sitzungen eher in kleinen (größeren) Intervallen und dafür in kürzeren (längeren) Zusammenkünften stattfinden?
   - Wie kann ein Raum mit angemessener Ausstattung (Gestühl, Flipchart, Pinnwand, Moderationsmaterial etc.) organisiert werden?

# Settings und zentrale Strukturelemente der Intervision

Intervision ist ein *systematisches Beratungsgespräch,* in dem Kollegen und Kolleginnen sich nach einer *vorgegebenen Gesprächsstruktur* wechselseitig zu professionellen Fragen und Schlüsselthemen ihres Berufsalltages beraten und *gemeinsam Lösungen* entwickeln. Dazu bedarf es entsprechender Settings und Strukturelemente.

- Die Beratung findet in *Gruppen von ca. fünf bis zehn Mitgliedern* statt, so Franz und Kopp (2003). Lippmann (2013) nennt eine Gruppengröße von drei bis zwölf Mitgliedern und Schlee (2019) hält vier Teilnehmer*innen für ideal. Ein besonderes Setting bietet sich mit der „Tandem-Intervision" nach Orthey und Rotering-Steinberg (2002), das es ermöglicht, sich bei mangelnder Verfügbarkeit einer Gruppe mittels eines entsprechenden Ablaufmodells auch in der Dyade gegenseitig kollegial zu beraten und zu unterstützen.
- Die Gruppenmitglieder tragen ihre Praxisfragen, Probleme und „Fälle" vor. Nach einem *festen Ablauf* leitet ein/e andere/r Teilnehmer*in *als Moderator*in* die Gruppe durch das Beratungsgespräch und aktiviert dabei die Erfahrungen, Ideen und Kompetenzen der übrigen Teilnehmer*innen. Unter Anleitung der Moderatorin/des Moderators beraten somit alle übrigen Mitglieder den „Fall" und suchen nach Anregungen und Lösungsideen, die der/dem Falleinbringer*in weiterhelfen sollen.
- Alle *Rollen* der Intervision *wechseln je Fallberatung,* es gibt keine festen Rollenverteilungen unter den Teilnehmer*innen. Es gibt keine/n Berater*in oder Expert*in/Experten von außer, die/der in die Gruppe kommt. Die Gruppenmitglieder üben in der Regel abwechselnd die entsprechenden Rollen aus. Kopp und Vonesch (2003) unterschieden folgende Rollen:

a) Falleinbringer*in, b) Moderator*in, c) Berater*in, d) Prozessbeobachter*in, e) Protokollant*in. Dabei sind die ersten drei genannten Rollen unabdingbar.

- Ein *Beratungsdurchgang* dauert rund 60 min. Die Zeitangaben schwanken zwischen 35 und 45 min (Tietze 2018) sowie 60 und 90 min (Franz und Kopp 2003). Wir halten ca. 55 bis 65 min pro Gruppensitzung für erforderlich.

# Rollen in der Intervision

In der Intervision sind die Rollen der Falleinbringerin (Ratsuchende), der Beraterinnen und der Moderatorin unabdingbar, die Rollen der Protokollantin und der Prozessbeobachterin sind empfehlenswert. Insbesondere die strikte Rollentrennung gilt als zentraler Erfolgsfaktor (Kopp und Vonesch 2003):

Die/der *Falleinbringer\*in* will offen über ihren/seinen Fall sprechen,

- ist an einer Klärung bzw. Lösung interessiert,
- bringt eine Schlüsselsituation des beruflichen Alltages (Fallsituation) ein,
- ist bereit, persönliche Anteile und Gefühle zu äußern,
- rechtfertigt sich nicht, betrachtet das eigene Verhalten allerdings selbstkritisch,
- nimmt die Vermutungen und Ideen der Berater\*innen als Anregungen auf und
- betrachtet das Problem sowie mögliche Lösungen aus neuen Perspektiven und
- bereitet den Transfer von Lösungsschritten in die Praxissituation vor.

Der/die *Moderator\*in* leitet die Gruppe und sichert so die methodische Problemlösung und konstruktive Zusammenarbeit. Aufgaben sind dabei:

- die methodischen Schritte zu überwachen und sicherzustellen,
- die Zeit einzuhalten,
- die Gruppe am Thema zu halten,
- die Beiträge zu strukturieren und zusammenzufassen und
- die Kommunikationsregeln zu sichern.

© Springer Fachmedien Wiesbaden GmbH, ein Teil von Springer Nature 2020
W. Kühl und E. Schäfer, *Intervision,* essentials,
https://doi.org/10.1007/978-3-658-28526-5_11

Die *Berater\*innen* sollen sich zunächst auf die kurze Falldarstellung konzentrieren gemäß dem Motto ‚In der Ouvertüre liegt die Botschaft!', ohne diese zu unterbrechen oder zu kommentieren. Lediglich am Ende der Darstellung können Verständnisfragen gestellt werden. Sie teilen ihre Eindrücke und Vermutungen mit; dabei

- begegnen sie der/dem Falleinbringer\*in mit Respekt, stellen sich auf deren/ dessen Sichtweise ein und akzeptieren das gegebene Problem,
- äußern ihre Wahrnehmung, Eindrücke, Gefühle, Empfindungen und Vermutungen möglichst offen und ehrlich und
- zeigen Zusammenhänge auf und ermöglichen so der/dem Falleinbringer\*in einen anderen Zugang zum Problem, zu neuen Handlungsweisen und weiteren Lösungsmöglichkeiten.

Wichtig ist, zunächst ein differenziertes Analysespektrum zu eröffnen und die Aussagen nicht zu bewerten. Die Berater\*innen sind gehalten, auf vorschnelle Lösungen oder mögliche Erfolgsrezepte zu verzichten und sich in jeder Phase auf ihre Aufgabe als ideenreiche Unterstützer\*innen zu konzentrieren.

Die/der *Protokollant\*in*

- sichert durch das Mitschreiben auf dem Flipchart die Ergebnisse der Diskussion und Bewertung in den Phasen und
- entlastet die/den Moderator\*in.

Die/der *Prozessbeobachter\*in*

- beobachtet das Team während der Problembearbeitung,
- gibt als Abschluss allen Teilnehmer\*innen ein Feedback und
- trägt zu einer Verbesserung der Zusammenarbeit und des gemeinsamen Lernens bei, indem der Prozessverlauf hinsichtlich seiner Hürden und Highlights sowie der Methoden-, Zeit- und Rollendisziplin betrachtet wird. Bei kleineren Gruppen kann auf die Funktion des Prozessbeobachters verzichtet werden und der reflektierende Blick auf den Prozess gemeinsam in der Abschlussrunde erfolgen.

# Phasenmodell der Intervision 12

Neben der Rollengestaltung stellt der *Phasenablauf* der Intervision das wichtigste Instrument der Prozesssteuerung dar; in ihm wird der komplexe Beratungsprozess in übersichtliche Abschnitte gegliedert. Es ist Aufgabe der Gruppe, insbesondere jedoch der/des jeweiligen Moderatorin/Moderators das angemessene Maß an Struktur zur Problembearbeitung zu finden, also einerseits ein bestimmtes Maß an Stabilität im zeitlichen Ablauf, der Länge und Thementreue der einzelnen Wortbeiträge sowie andererseits eine entsprechende Flexibilität zu erreichen. Das bedeutet den Prozess weder durch eine zu straffe Lenkung zu übersteuern und damit in seiner kreativen Entfaltung einzuschränken, noch zu untersteuern, indem es zu ausufernden Diskussionen kommt. Die angemessene Steuerung erfolgt über eine klare Orientierung an den jeweiligen Rollen und am entsprechenden Phasenmodell des Beratungsablaufes.

Die Phasierung wird von den meisten Autor*innen am Problemlösezyklus (Problembenennung, Situationsanalyse, Zielformulierung, Lösungsfindung, Aktionsplan, Umsetzung und Evaluation) orientiert, wobei die Gliederung in Abschnitte unterschiedliche Gewichtungen erkennen lässt. Wir knüpfen in unserem Phasenmodell (s. Abb. 12.1) maßgeblich an Methodenelementen nach Fallner und Grässlin (1990), Franz und Kopp (2003), Tietze (2018), Herwig-Lempp (2016) sowie Lippmann (2013) an, die sich aufgrund langjähriger Erfahrung im Studiengang Coaching und Führung der Ernst-Abbe-Hochschule Jena bewährt haben (Kühl et al. 2018):

1. *Vorbereiten und Anliegen erheben:*
   a) Nachdem bereits in der Vorbesprechung die Arbeitsvereinbarung (Rahmenbedingungen, Konzept, Ablauf- und Rollenmodell etc.) zustande gekommen ist, werden

b) zu Sitzungsbeginn die jeweiligen Anliegen der Teilnehmer\*innen (ein Vor-
bereitungsblatt findet sich bei Lippmann 2013, S. 83) benannt und in einen
Zeitplan gebracht.

c) Anschließend werden im Casting die Rollen der Moderatorin/des Moderators, der Falleinbringerin/des Falleinbringers, der Berater\*innen und ggf.
der Protokollantin/des Protokollanten sowie der Prozessbeobachterin/des
Prozessbeobachters verteilt.

2. *Darstellen, präsentieren, Fragestellung erarbeiten:*

a) Bei der Falldarstellung kann die/der Falleinbringer\*in leicht unter Voll-
ständigkeitsdruck geraten. Herwig-Lempp (2016, S. 72) empfiehlt eine
Fallschilderung, die „kurz und bewusst unvollständig" sein soll, um nicht
von vornherein eine bestimmte Problemsicht vorzugeben, gar in eine
‚Problemhypnose' zu verfallen; damit wird für die Berater\*innen Distanz geschaffen. „Nicht alles genau zu wissen, macht es (…) leichter, die
Verantwortung beim anderen zu lassen" (Herwig-Lempp 2016, S. 74).
Visualisierungen in Form von symbolischen Darstellungen oder System-
übersichten unterstützen die verbale Schilderung der Problemstellung.

b) Rückfragen der Teilnehmer\*innen dienen zunächst nur dem besseren Verständnis.

c) Sodann ist die Schlüsselfrage zu bearbeiten: „Was genau wollen Sie hier
klären?" Gemäß dem Motto ‚Keine Beratung ohne Auftrag' legt die/der
Falleinbringer\*in (ggf. mit Unterstützung der Moderatorin/des Moderators)
fest, welche Fragestellung und damit welches Ziel die Beratung haben soll.

3. *Betrachten, vertiefen, erweitern:*

a) Die Berater\*innen nehmen Kontakt zur Situation auf, lenken ihre Aufmerksamkeit auf den eigenen ‚inneren Film', äußern ihren ersten Eindruck,
ohne zu werten. Insbesondere für in der Beratungsmethode bereits Fortgeschrittene ist es auch möglich, dass sie sich jeweils mit einem Beteiligten
(Falleinbringer\*in, Kund\*in, etc.) identifizieren („Wenn ich mich in … hin-
ein versetze …"). Auch szenische Darstellungen oder systemische Fragetechniken können zur Perspektivenerweiterung nützlich sein.

b) Der/die Falleinbringer\*in nimmt nach dieser Runde dazu Stellung: „Worauf bin ich ‚angesprungen'? Für mich ist davon wichtig …"

4. *Hypothesen bilden und Ziele präzisieren:*

a) Die Berater\*innen formulieren mögliche ursächliche Zusammenhänge,
Analysen und Hypothesen. Fortgeschrittene können dabei auf die Ebenen

der systemischen Hypothesenbildung (beteiligte Personen, deren subjektive Deutungen, soziale Regeln, Regelkreise des organisationalen Umfeldes und die Systementwicklung) eingehen, insbesondere um die Verwobenheit der involvierten Systemebenen besser erkennen zu können (Bateson 2005; Kühl et al. 2018, S. 137 f.).

b) Anschließend entscheidet die/der Falleinbringer*in über die Nützlichkeit der Beiträge und gewichtet sie.

c) Auf dem Hintergrund dieser Problemdiagnose überprüft sie/er ihre/seine Schlüsselfrage und formuliert – ggf. mit Unterstützung der Berater*innen – ein präziseres Ziel: „Wie kann ich erreichen, dass …".

5. *Lösungen erarbeiten:*

a) Lösungsszenarien zu entwickeln und kreative Lösungsideen zu sammeln – ohne sie sogleich zu diskutieren und zu bewerten –, stellt in dieser Phase die Aufgabe für die Berater*innen dar. Fortgeschrittene können dabei auf die bereits bei der Hypothesenbildung verwendeten systemischen Ebenen lösungsorientiert zurückgreifen.

b) Ratschläge sind oft nicht treffsicher, jedoch gerade an dieser Stelle hilfreich, weil möglichst viele, kreative Ratschläge gegeben werden und somit allen Beteiligten klar ist, dass nicht annähernd jeder umsetzbar ist. Hier kommt es vielmehr auf die Vielfalt der Lösungsideen an. Jede Idee darf dabei – allerdings ohne lange Debatte – von einem anderen Mitglied weiterentwickelt werden.

6. *Entscheiden, nächste Schritte vorbereiten:*

a) Die/der Falleinbringer*in kommentiert, bewertet und entscheidet: „Ich nehme mir vor …". Techniken systematischer Abwägung bzw. Entscheidungsfindung und systemischer Ressourcenanalyse können der Konkretisierung dienen.

b) Die Berater*innen unterstützen den Aktionsplan, indem sie Stolper- und Meilensteine identifizieren und bei der Konkretisierung der Ziele assistieren. Probehandeln – etwa durch kurze Szenarienentwicklung bzw. Rollenspiele – kann die Umsetzung erleichtern.

7. *Abschließen und beenden:*

a) Der Lerngewinn aus dieser Sitzung für die Praxis wird von allen Gruppenmitgliedern benannt,

b) der Prozess, die Zusammenarbeit und die Moderation (ggf. nach dem Feedback einer Prozessbeobachterin/eines Prozessbeobachters) mit einem Feedback und der

c) Vereinbarung möglicher Verbesserungen abgeschlossen.

| Moderator*in: | Falleinbringer*in: | Berater*innen: |
|---|---|---|
| | **1. Phase: Vorbereiten und Anliegen erheben (5 Min.)** | |
| | • Kurze Vergewisserung der Rahmenbedingungen und des Zeitplanes | |
| | • Benennen der Anliegen der Gruppenmitglieder | |
| | • Verteilen der Rollen (Moderator*in, Falleinbringer*in, Berater*in und ggf. Protokollant*in sowie Prozessbeobachter*in) | |
| „Wer will einen Fall einbringen?" | „Ich würde gern über ... sprechen." | hören zu |
| | **2. Phase: Darstellen, präsentieren, Fragestellung erarbeiten (10 Min.)** | |
| | • Kurze, bewusst unvollständige Fallschilderung | |
| | • Rückfragen zum besseren Verständnis | |
| „Was ist der Fall, die Ausgangssituation?" | berichtet knapp | stellen Verständnisfragen |
| | • Bearbeiten der Schlüsselfrage | |
| „Was genau wollen Sie hier klären?" | „Mein Anliegen ist ..." | hören zu |
| | **3. Phase: Betrachten, vertiefen, erweitern (10 Min.)** | |
| | • Kontakt zur Situation aufnehmen, sich hineinversetzen; erste Eindrücke äußern, ohne zu werten | |
| „Was fällt Ihnen, den beratenden Gruppenmitgliedern, ein und auf?" | hört zu | „Mir fällt auf, dass ..." |
| | • Falleinbringer*in nimmt dazu Stellung | |
| „Was von dem Gehörten ist für Sie besonders wichtig?" | "Für mich ist davon wichtig ..." | |
| | **4. Phase: Hypothesen bilden und Ziele präzisieren (10 Min.)** | |
| | • Formulieren von möglichen ursächlichen Zusammenhängen, Analysen und Hypothesen | hören zu |

„Welche Hypothesen zum Fall haben Sie?"

„Was ist Ihnen davon am wichtigsten?"

„Wie lautet jetzt Ihre Frage?"

„Welche Handlungsideen haben Sie als beratende Gruppenmitglieder konkret?"

„Wie bewerten Sie die Lösungsideen?"

„Was planen Sie zu tun?"

hört zu

- Falleinbringer*in entscheidet über die Nützlichkeit der Beiträge und gewichtet sie
  - „Für mich ist wichtig …"
- Überprüfen der Schlüsselfrage und ggf. Formulieren eines präziseren Handlungsziels
  - „Für mich stellt sich jetzt die Frage, wie ich erreichen kann, dass …"

**5. Phase: Lösungen erarbeiten (10 Min.)**

- Lösungsszenarien entwickeln und kreative Lösungsideen sammeln, ohne diese gleich zu bewerten

hört zu

**6. Phase: Entscheiden, nächste Schritte vorbereiten (10 Min.)**

- Kommentieren, Bewerten und Entscheiden der Lösungsideen
  - „Besonders angesprochen hat mich …"
  - „Ich entscheide mich dafür …"
- Assistieren bei der Konkretisierung des Aktionsplanes
  - „Ich nehme mir vor …"
  - „Das werde ich tun …"

**7. Phase: Abschließen und Beenden (10 Min.)**

- Benennen des Lerngewinns
- Auswerten des Prozesses und der Zusammenarbeit
- Verbesserungen vereinbaren

„Könnte es vielleicht sein, dass folgender Zusammenhang besteht …?"

hören zu

hören zu

„Wie wäre es, wenn Sie …?"

„Bei der Lösungsidee fällt mir ein/auf"

„Ich sehe als Ressource/Potenzial …"
„Ich sehe als Meilenstein …"
„Ich sehe folgenden Stolperstein … und habe folgende Idee zu dessen Überwindung …"

**Abb. 12.1** Phasenmodell

# Methoden der Intervision 13

Die Methodenliteratur zur Intervision bietet eine Vielzahl von einzelnen Techniken und komplexeren Anleitungen diagnostischer oder handlungsorientierter Methodenelemente aus verschiedenen Beratungsansätzen, die das klassische Phasenmodell kreativ anreichern können, soweit sie konzept- und kontextsensibel Anwendung finden. Zu Beginn der Anwendung der Intervision braucht es allerdings zunächst nur „wenige, aber klar kommunizierte Methoden" (Nowoczin 2012, S. 81).

Tietze (2018) differenziert deshalb in Basis-Methodenbausteine (z. B. Brainstorming, Resonanzrunden, kurze Kommentare, Erfolgsmeldungen) und Methoden für Fortgeschrittene (z. B. Identifikation, Inneres Team, Metaphern und Analogien).

Das Brainstorming als Assoziations-, Hypothesen- und Lösungssammlung ist elementarer Bestandteil fast aller Intervisionskonzepte. Dies gilt auch für die aus systemischen Ansätzen stammende „Verschlimmerungsfrage", die von Tietze (2018) als „Kopfstand-Brainstorming" ausgearbeitet wurde. Demnach wird die ursprüngliche Schlüsselfrage der Fallereinbringerin in ihr Gegenteil verkehrt, sozusagen auf den Kopf gestellt: Wie könnte die Falleinbringerin die berichtete Situation verschlimmern? Die so – aus ungewöhnlicher Perspektive – gewonnenen Vorschläge werden anschließend wieder ‚auf die Füße gestellt' und konstruktiv gewendet.

Lippmann (2013) wendet sich mit der umfassendsten bislang vorliegenden Methodensammlung direkt an Personen, die bereits über Erfahrungen in der Moderation bzw. Leitung von Gruppen verfügen. Von Herwig-Lempp (2016) liegt ebenfalls eine sehr umfangreiche Sammlung erprobter Gesprächstechniken und Übungen vor, die in ein theoretisch gut ausgearbeitetes systemisches Teamarbeitskonzept eingebunden sind. Systemische und lösungsorientierte Fragetechniken finden sich hier ebenso wie das Hypothetisieren, Komplimente, die Verschlimmerungsfrage, Umdeuten, Netzwerkkarten, Abschlusskommentare etc. Besonders gilt es hier die sehr gut ausgearbeitete Auftragsklärung hervorzuheben sowie die ressourcenorientierte Fokussierung auf bereits erzielte Erfolge.

Hinsichtlich der Nutzung der Methodenliteratur wird insgesamt deutlich, dass man neben dem zuvor dargestellten Basisablaufmodell zwischen verschiedenen Intervisionskonzepten wählen kann, die zur Perspektivenerweiterung und -vertiefung sowie Lösungsfindung ein vielgestaltiges Methodenrepertoire anbieten. Die Methodenkompendien stellen durchweg einen Gewinn für die fortgeschrittenen Nutzer*innen dar, wenn diese sie nicht unreflektiert eklektizistisch als ‚Kochbücher‘ zu einem Methodenmix verwenden, sondern die jeweiligen Voraussetzungen und theoretisch-konzeptionellen Hintergründe berücksichtigen.

# Perspektiven der Intervision

14

Intervision bietet in vielen Bereichen der Arbeitswelt noch ungenutzte Entwicklungspotenziale der fachlichen Reflexion, des wechselseitigen Lernens und der kollegialen Unterstützung; ihre Kernkompetenzen liegen in der *Vielfalt neuer Sichtweisen und in der Entwicklung individueller Handlungsperspektiven.*
Intervision sollte daher bereits in der *Ausbildung* und im *Studium* als Reflexionsinstrument zum Anwendung kommen. Zum einen kann so dieses erfahrungsorientierte Format selbstorganisierten Lernens frühzeitig genutzt werden, zum anderen kann die erworbene Reflexions- und Beratungskompetenz anschließend im beruflichen Kontext zur Anwendung kommen (Nold 1998; Roddewig 2013; Herbach 2019; Öhlschlegel-Haubrock et al. 2016; Hebeker et al. 2016; Iser 2016; Kühl et al. 2018).
Im Kontext der akademischen Ausbildung von *Führungskräften* (Öhlschlegel-Haubrock et al. 2016; Kühl et al. 2018), von erfahrungsorientierten Führungskräftetrainings (Heid und Köhler 2017) und von Maßnahmen der Führungskräfteentwicklung (Tietze 2010; Nowoczin 2012) gewinnt die Intervision an Bedeutung und Verbreitung.[1]
In zahlreichen Feldern sind die Potenziale der Intervision zur gleichermaßen strukturierten und kreativen Reflexion konkreter Problemlagen in Arbeitskontexten noch kaum ausgelotet. Betrachtet man die Entwicklung der Intervision in den letzten Jahrzehnten (vgl. Kap. 3) und die Herausforderungen der Zukunft, so ist eine weitere *arbeitsfeldspezifische Expansion* anzunehmen. Dabei dürfte

---

[1]Auf die zunehmende Bedeutung der Intervision bzw. kollegialen Beratung im Kontext kollegial geführte Organisationen kann hier nur verwiesen werden (Oesterreich und Schröder 2017, S. 97; Kaltenecker 2017, S. 192 f.).

sie im Rahmen der *Professionsbildung* in Gesundheits- und Erziehungsberufen ebenso an Gewicht gewinnen wie in der *Professionsentwicklung* bereits etablierter Berufe.

Die Zukunftsfähigkeit lernender Organisationen wird in einer disruptiven sogenannten VUKA-Welt entscheidend davon abhängen, inwiefern es gelingt, die kontinuierlichen Reflexions- und Transformationsprozesse entsprechend zu gestalten. Gleichzeitig werden angesichts der durch Globalisierung und Digitalisierung veränderten Rahmenbedingungen vormals tendenziell eher dauerhafte Teamstrukturen zunehmend fluide und damit für die einzelne Fachkraft als Feedback- und Lernort weniger verfügbar und verlässlich. In den *liquiden Organisationsformen* sehen wir deshalb innovative Perspektiven für die Anwendung der Intervision. Dabei handelt es sich um „Unternehmen, die Selbstorganisation institutionalisieren, Netzwerke und internetbasierte globale Projektlandschaften entwickeln. Sie binden ‚High Potentials' in lose Arbeitszusammenhänge ein und bieten für alle zugängliche Projektstrukturen" (Beisner und Häfelinger 2016, S. 206).[2] Auch die Intervision erhält insofern Projektcharakter.

Anders als in liquiden Organisationsformen geht es in einer Form von losen Arbeitszusammenhängen zu, die wir ebenfalls als künftige Zielgruppe für die Intervision sehen. Diese sind in sich heterogen und deshalb schwer zusammenzuführen. Es handelt sich um die Arbeit in einer freiberuflichen oder gewerblichen Selbstständigkeit, die vor allem Angehörige der sogenannten Generation Y wegen der umfassenden Selbstbestimmtheit für attraktiv halten. „Gleichzeitig ist diese Generation auf der Suche nach Gemeinschaft, sie wollen Synergien nutzen und soziale Kontakte pflegen" (Ernst und Young 2009, S. 14). Zur Konstituierung von Intervisionsgruppen können Anregungen durch Fortbildungsinstitute, Supervisor*innen und Coaches hilfreich sein.

Die Intervision dürfte zukünftig vor allem dann an Attraktivität gewinnen, wenn es gelingt, Intervisionsgruppen je nach individuellem Reflexionsbedarf als zumindest *temporäre Supportsysteme* zu konstituieren und methodisch auszu-

---

[2]Diese Zielgruppe nutzt derzeit vor allem „Beratungsangebote, die sich auf Team und Innovation beziehen, wie z. B. Open Space, Design Thinking, agiles Projektmanagement usw." (Beisner und Häfelinger 2016, S. 205). Im Coaching gibt es bereits erste konzeptionelle Überlegungen, um diesen besonderen Strukturen gerecht werden zu können, die in der Intervision genutzt werden können. Lose Arbeitszusammenhänge benötigen demnach im Sinne eines Frameworkings eine Beratung, „die die Akteurinnen und Akteure für die Organisation der eigenen selbstbestimmten und selbstorgansierten Arbeit sensibilisiert" (ebd., S. 206).

gestalten. Hierzu bedarf es entsprechender Verabredungen und bedarfsgerechter Gestaltungen der Settings der Intervision.

Des Weiteren ist zukünftig von einer methodischen Ausdifferenzierung der *arbeitsfeldübergreifenden Intervision* auszugehen (Patrzek und Scholer 2018). Als vorrangig für ihre perspektivische Entwicklung sehen wir ihre weitere *konzeptionelle Profilierung, ethische Rückbindung* und *theoretische Fundierung* an. Die Grenzen der Intervision und die Übergänge zu anderen Reflexionsmethoden und Beratungsformaten gilt es zukünftig deutlicher herauszuarbeiten, um konzeptionelle Klarheit zu erlangen und dadurch Fehlindikationen zu vermeiden. Dementsprechend bedarf es weiterer *empirischer Studien.*

Daraus könnten dann entsprechende *Leitlinien* zur Implementierung und zur qualifizierten Durchführung der Intervision abgeleitet werden, um den an professioneller Selbstreflexion Interessierten methodische Umwege, persönliche Frustrationen oder Ressourceneinbußen aufgrund von Krisen bzw. des Scheiterns von Intervisionsgruppen möglichst zu ersparen.

Intervision ist im Sinne einer ‚Billigversion' *kein Ersatz für Supervision und Coaching.* Supervision und Coaching decken ein breiteres Indikationsspektrum ab und gehen zudem ‚tiefer'. Demgegenüber hat Intervision als kollegiales Supportsystem ihre Stärken vor allem in der *Vielfalt der Anregungen und entsprechenden kollegialen Unterstützungen im unmittelbaren Arbeitsalltag.*

Im Transflexing® findet sich ein konzeptioneller Rahmen für die zukünftig an Gewicht gewinnende Abstimmung und Verknüpfung der in einer Organisation zum Einsatz kommenden Beratungsformate im Sinne eines in seinen Elementen aufeinander zu beziehenden *Reflexionssystems* (Kühl et al. 2018), in dem der Intervision eine prominente Rolle zukommen wird.

In dem Maße, wie einerseits die Autonomie, die Selbstreflexions- und Selbststeuerungskompetenzen der Mitarbeitenden und andererseits dialogische Organisations- und Führungskonzepte sowie eine wertschätzende Haltung der Führungskräfte zunehmende Verbreitung finden, wird die Intervision als Element einer Reflexionskultur, wie dem Transflexing®, in nächster Zeit an Bedeutung gewinnen, weil entsprechende Bedarfe deutlich zunehmen werden. Die Stärken der Intervision, die insbesondere vor dem konzeptionellen Hintergrund des Transflexings®, die Räume für Reflexion, Transformation, individuelle, team- und organisationsbezogene Passung verbindet, liegen u. a. in der *raschen Verfügbarkeit, der punktgenauen Beratung der Mitarbeitenden bei der Bewältigung der jeweiligen Arbeitsaufgabe im Sinne selbstorganisierten Lernens, sowie der Transferbegleitung* von konkreten Lernschritten und Veränderungen.

# Was aus diesem *essential* mitnehmen können

- Kenntnisse über die wissenschaftlichen und methodischen Grundlagen der Intervision
- Hinweise für die Implementation eines Reflexionssystems, in dem der Intervision eine zentrale Funktion zukommt
- Anregungen für die Gestaltung der Passung von individuums-, team- und organisationsbezogenen Reflexions- und Transformationsprozessen, insbesondere vor dem Hintergrund der New Work

© Springer Fachmedien Wiesbaden GmbH, ein Teil von Springer Nature 2020
W. Kühl und E. Schäfer, *Intervision,* essentials,
https://doi.org/10.1007/978-3-658-28526-5

# Literatur

Arnold, R. (2009). *Das Santiago-Prinzip: Systemische Führung im lernenden Unternehmen.* Baltmannsweiler: Schneider-Verlag Hohengehren.

Bateson, G. (2005). *Geist und Natur. Eine notwendige Einheit* (8. Aufl.). Frankfurt a. M.: Suhrkamp.

Beckmann, U. (2013). *Kollegiale Beratung für Pflegeberufe.* Hannover: Vincentz Network.

Beisner, R., & Häfelinger, M. (2016). Coaching von losen Arbeitszusammenhängen. In R. Wegener, et al. (Hrsg.), *Coaching als individuelle Antwort auf gesellschaftliche Entwicklungen* (S. 202–211). Wiesbaden: Springer Fachmedien.

Belardi, N. (1992). *Supervision. Von der Praxisberatung zur Organisationsentwicklung.* Paderborn: Jungfermann.

Bergmann, F. (2004). *Neue Arbeit, Neue Kultur.* Freiburg im Breisgau: Arbor.

Bernadis, A., Hochreiter, G., Lang, M., & Mitterer, G. (2016). Auf zu neuen Ufern. *Havard Business Manager, 38*(Sonderheft), 89–95.

Bock, C., & Schilling, S. (2019). Autokonzern tritt auf's Gas. Schwarmorganisation bei Daimler. *OrganisationsEntwicklung, 38*(2), 19–24.

Boettcher, W., & Bremerich-Vos, A. (Hrsg.). (1987). *Kollegiale Beratung in Schule, Schulaufsicht und Referendarausbildung.* Frankfurt a. M.: Lang.

Breidenbach, J., & Rollow, B. (2019). *New work needs inner work.* Berlin: Das Dach Berlin UG.

Brinkmann, R. (2002). *Intervision. Ein Trainings- und Methodenbuch für die kollegiale Beratung.* Heidelberg: Sauer.

Brown, T. (2009). *Change by design: How design thinking transforms organizations and inspires innovation.* New York: Harper Collins.

Buer, F. (2010). Beratung, Supervision, Coaching und das Psychodrama. In F. Buer (Hrsg.), *Psychodrama und Gesellschaft – Wege zur sozialen Erneuerung von unten* (S. 301–307). Wiesbaden: VS-Verlag.

Bürgisser, H. (2006). Intervision: Eine innovative Form selbstorganisierten Lernens. In C. Steinebach (Hrsg.), *Handbuch Psychologische Beratung* (S. 565–573). Stuttgart: Klett-Cotta.

Busse, S., & Tietel, E. (2018). *Mit dem Dritten sieht man besser. Triaden und Triangulierung in der Beratung.* Göttingen: Vandenhoeck & Ruprecht.

© Springer Fachmedien Wiesbaden GmbH, ein Teil von Springer Nature 2020
W. Kühl und E. Schäfer, *Intervision,* essentials,
https://doi.org/10.1007/978-3-658-28526-5

Czeppel, A. (2019). Die Tücken des Selbstmanagements. Die (fr-)agile Führungskraft inmitten klassischer Konzernstrukturen. *OrganisationsEntwicklung, 38*(2), 56–59.

Dick, M., Marotzki, W., & Mieg, H. (Hrsg.). (2016). *Handbuch Professionsentwicklung.* Bad Heilbrunn: Julius Klinkhardt.

Eck, C. D. (2013). Ethische Fragen im Coaching von Führungskräften und Managementgremien. In E. Lippmann (Hrsg.), *Coaching. Angewandte Psychologie für die Beratungspraxis* (3. Aufl., S. 343–361). Berlin: Springer.

Ehmer, S., Regele, W., & Schober-Ehmer, H. (2016). *Überleben in der Gleichzeitigkeit. Leadership in der „Organisation N.N.".* Heidelberg: Carl-Auer.

Erpenbeck, M. (2017). *Wirksam werden in Kontakt. Die systemische Haltung im Coaching.* Heidelberg: Carl-Auer.

Exner, A., & Exner, H. (2017). Unternehmen brauchen agile Beratung. *OrganisationsEntwicklung, 36*(1), 70–77.

Fallner, H., & Grässlin, M. (1990). *Kollegiale Beratung. Einführung in die Systematik partnerschaftlicher Reflexionsverfahren.* Hille: Ursel Busch Fachverlag.

Fengler, J., et al. (2000). Peer-group-supervision. In H. Pühl (Hrsg.), *Handbuch der Supervision 2.* Berlin: Edition Marhold.

Franz, M. (2005). Kollegiale Beratung. *Verwaltung & Management, 11*(3), 165–167.

Franz, H., & Kopp, R. (2003). *Kollegiale Fallberatung. State of the art und organisationale Praxis.* Bergisch-Gladbach: EHP.

Fuchs, U. (2018). *Kollegiale Beratung Schritt für Schritt. Jobprobleme sofort, einfach und ohne Coach im Team lösen.* Berlin: Cornelsen.

Giernalczyk, T., Albrecht, C., & Bauernschmitt. (2019). Zwischen Angst und Leidenschaft – Eine psychodynamische Perspektive auf Emotionen im New Work. *OSC Organisationsberatung, Supervision, Coaching, 26*(2), 143–157.

Goldhorn, M. (2019). Von klassischer Hierarchie zur geteilten Führung. Reinventing Janus – Ein Expeditionsbericht ins „Nextland". *OSC Organisationsberatung, Supervision, Coaching, 26*(2), 243–255.

Graf, N., Gramß, D., & Edelkraut, F. (2017). *Agiles Lernen. Neue Rollen, Kompetenzen und Methoden im Unternehmenskontext.* Freiburg: Haufe.

Gudjons, H. (1977). Fallbesprechungen in Lehrergruppen. *Westermanns pädagogische Beiträge, 29*(9), 373–379.

Hackl, B., Wagner, M., Attmer, L., & Baumann, D. (2017). *New Work: Auf dem Weg zur neuen Arbeitswelt. Management-Impulse, Praxisbeispiele, Studien.* Wiesbaden: Springer.

Hartkemeyer, M., Hartkemeyer, J. F., & Hartkemeyer, T. (2015). *Dialogische Intelligenz. Aus dem Käfig des Gedachten in den Kosmos gemeinsamen Denkens.* Frankfurt a. M.: Info3-Verlagsgesellschaft.

Hebecker, E., Szczyrba, B., & Wildt, B. (Hrsg.). (2016). *Beratung im Feld der Hochschule.* Wiesbaden: Springer VS.

Heid, E., & Köhler, M. (2017). Führungskräfteentwicklung auf die nächste Stufe heben. *Organisationsentwicklung, 3,* 60–67.

Hendriksen, J. (2000). *Intervision. Kollegiale Beratung in Sozialer Arbeit und Schule.* Weinheim: Beltz.

Herbach, A. (2019). *Systemische Intervision für den Alltagsgebrauch. Ein Versuch an einer Berufsfachschule für Logopädie.* Berlin: Springer.

Herwig-Lempp, J. (2016). *Ressourcenorientierte Teamarbeit. Systemische Praxis der kollegialen Beratung* (4. Aufl.). Göttingen: Vandenhoeck & Ruprecht.

Hinz, O. (2008). Diesseits von Coaching und Mentoring: Kollegiale Praxisberatung. *OSC Organisationsberatung, Supervision, Coaching, 15*(1), 70–79.

Holle, M., Lohmer, M., & Zimmermann, M. (2019). Von Old Work über New Work zu Real Work. Eine psychodynamische Beratungsperspektive. *OSC Organisationsberatung, Supervision, Coaching, 26*(2), 193–213.

Hollstein-Brinkmann, H., & Knab, M. (Hrsg.). (2016). *Beratung zwischen Tür und Angel. Professionalisierung von Beratung in offenen Settings.* Wiesbaden: Springer VS.

Isaacs, W. (2002). *Dialog als Kunst, gemeinsam zu denken: Die neue Kommunikationskultur für Organisationen.* Bergisch Gladbach: EHP.

Iser, A. (2016). Peer-Coaching als Beratungsformat von Studierenden für Studierende. In E. Hebecker, B. Szczyrba, & B. Wildt (Hrsg.), *Beratung im Feld der Hochschule* (S. 181–192). Wiesbaden: Springer VS.

Jeschke, T. (2019). *WOL – Working out loud.* https://www.elearning-journal.com/2019/05/10/wol-working-out-loud/. Zugegriffen: 7. Juli 2019.

Jonas, H. (1993). *Das Prinzip Verantwortung.* Baden-Baden: Nomos (Erstveröffentlichung 1979).

Kaltenecker, S. (2017). *Selbstorganisierte Unternehmen. Management und Coaching in der agilen Welt.* Heidelberg: dpunkt.

Kapsch, K. (2012). *Kollegiale Beratung in der Pflege. Untersuchung zur Umsetzung eines innovativen Beratungskonzeptes.* Berlin: Akademiker.

Kleiner-Wuttke, M. (2017). *Kollegiale Beratung in Kindertagesstätten.* Weinheim: Beltz.

Klimek, A. (2019). Vom Coaching zur Coaching-Kultur. Der VUKA-Herausforderung begegnen. *OrganisationsEntwicklung, 38*(3), 56–62.

Kocks, A., & Segmüller, T. (Hrsg.). (2019). *Kollegiale Beratung im Pflegeteam.* Berlin: Springer.

König, O., & Schattenhofer, K. (2017). *Einführung in die Fallbesprechung und Fallsupervision.* Heidelberg: Carl-Auer.

Kopp, R., & Vonesch, L. (2003). Die Methodik der Kollegialen Beratung. In H.-W. Franz & R. Kopp (Hrsg.), *Kollegiale Fallberatung. State of the art und organisationale Praxis* (S. 53–92). Bergisch-Gladbach: EHP.

Kühl, W. (Hrsg.). (1999). *Qualitätsentwicklung durch Supervision.* Münster: Votum.

Kühl, W. (2008). Coaching für Führungskräfte in der Sozialen Arbeit. Eine empirische Bedarfsanalyse. *OSC Organisationsberatung, Supervision, Coaching, 15*(1), 56–69.

Kühl, W. (2009). Intervision einführen. Eine Pilotstudie zur Implementierung kollegialer Beratung in der Sozialen Arbeit. *Sozialmagazin, 34*(3), 35–47.

Kühl, W. (2014). Wirkungen von Führungskräfte-Coaching in der Sozialen Arbeit. *OSC Organisationsberatung, Supervision, Coaching, 21*(1), 39–53.

Kühl, W., & Schäfer, E. (2019a). *Coaching und Co.* Wiesbaden: Springer.

Kühl, W., & Schäfer, E. (2019b). Intervision im Kontext von VUKA-Welt und New Work. *OSC Organisationsberatung, Supervision, Coaching, 26*(4) (im Druck).

Kühl, W., Lampert, A., & Schäfer, E. (2018). *Coaching als Führungskompetenz. Konzeptionelle Überlegungen und Modelle.* Göttingen: Vandenhoeck & Ruprecht.

Kühl, W., Schäfer, E., & Lampert, A. (2019). Coaching durch die Führungskraft als Beratungsformat. *OSC Organisationsberatung, Supervision, Coaching, 26*(1), 93–107.

Kutting, D. (2010). *Lehrer und Fallberatung. Kollegiale Selbsthilfe.* Göttingen: Vandenhoeck & Ruprecht.

Laloux, F. (2015). *Reinventing Organizations. Ein Leitfaden zur Gestaltung sinnstiftender Formen der Zusammenarbeit.* München: Vahlen.

Laloux, F. (2017). *Reinventing Organizations visuell. Ein illustrierter Leitfaden zur Gestaltung sinnstiftender Formen der Zusammenarbeit.* München: Vahlen.

Largo, R. H. (2017). *Das passende Leben. Was unsere Individualität ausmacht und wie wir sie leben können.* Frankfurt a. M.: S. Fischer.

Linderkamp, R. (2011). *Kollegiale Beratungsformen. Genese, Konzepte und Entwicklung.* Bielefeld: Bertelsmann.

LinkedIn (2019). *Workplace learning report 2019.* http://learning.linkedin.com. Zugegriffen: 12. Juni 2019.

Lippmann, E. (2013). *Intervision. Kollegiales Coaching professionell gestalten* (2. Aufl.). Berlin: Springer.

Lüttringhaus, M., & Streich, A. (2008). Risikoeinschätzung im Team: Keine Zeit? – Höchste Zeit! – Das Modell der Kollegialen Kurzberatung zur Risikoeinschätzung und Planung des weiteren Vorgehens. *EREV Schriftenreihe, 49*(1), 39–59.

Macha, H. (2010). Kollegiale Beratung in Gruppen als Instrument der Schulentwicklung. In M. Göhlich, S. Weber, & W. Seither (Hrsg.), *Organisation und Beratung* (S. 103–111). Wiesbaden: Springer.

Macha, H., & Lödermann, A. (2011). Entwicklung der Führungsqualität durch Kollegiale Beratung. In M. Göhlich, S. Webers, & C. Schiersmann (Hrsg.), *Organisation und Führung* (S. 255–264). Wiesbaden: Springer.

Macha, H., Lödermann, A., & Bauhofer, W. (2010). *Kollegiale Beratung in der Schule. Theoretische, empirische und didaktische Impulse für die Lehrerforschung.* Weinheim: Juventa.

Müller, T., & Müller, W. (2011). Von der wissenden zur „Lernenden Organisation" durch kollegiale Beratung und Dialog. In E. Tietel & R. Kunkel (Hrsg.), *Reflexiv-strategische Beratung* (S. 105–125). Wiesbaden: VS-Verlag.

Mutzeck, W. (1996). *Kooperative Beratung. Grundlagen und Methoden der Beratung und Supervision im Berufsalltag.* Weinheim: Deutscher Studienverlag.

Neumann, A. (2017). Unterstützung aus den eigenen Reihen. *Personalwirtschaft, 44*(8), 18–20.

Nold, B. (1998). *Kollegiale Praxisberatung in der Lehrerausbildung. Konzeptualisierung und Evaluation eines Modells für den Vorbereitungsdienst.* Tübingen: MVK.

Nowoczin, J. (2012). *Kollegiale Beratung in der Führungspraxis.* Bielefeld: Bertelsmann.

Oestereich, B., & Schröder, C. (2017). *Das kollegial geführte Unternehmen. Ideen und Praktiken für die agile Organisation von morgen.* München: Vahsen.

Öhlschlegel-Haubrock, S., Rach, S., & Wolf, J. (2016). *Von der Führungskraft zum Coach.* Stuttgart: Kohlhammer.

Patrzek, A., & Scholer, S. (2018). *Systemisches Fragen in der Kollegialen Beratung.* Weinheim: Beltz.

Radatz, S. (2019). *Das schnellerlerner Unternehmen.* Schloss Schönbrunn: Verlag Relationales Management.

Rimmasch, T. (2003). Kollegiale Fallberatung – Was ist das eigentlich? Grundlagen, Herkunft, Einsatzmöglichkeiten des Verfahrens. In H.-W. Franz & R. Kopp (Hrsg.),

*Kollegiale Fallberatung. State of the art und organisationale Praxis* (S. 17–52). Bergisch-Gladbach: EHP.

Ritter, M., & Grosenick, C. (2019). Agile Inseln im Konzern. Flexible Zuordnung der Führungsverantwortung in agilen Organisationsmodellen bei der Deutschen Bahn. *OrganisationsEntwicklung, 38*(2), 31–36.

Roddewig, M. (2013). *Kollegiale Beratung in der Gesundheits- und Krankenpflege. Auswirkungen auf das emotionale Befinden von Auszubildenden.* Frankfurt a. M.: Mabuse.

Roddewig, M. (2018). *Kollegiale Beratung für Gesundheitsberufe. Ein Anleitungsprogramm.* Frankfurt a. M.: Mabuse.

Rotering-Steinberg, S. (1999). *Anleitungen zur Kollegialen Supervision. Ein professioneller und persönlicher Entwicklungs- und Wachstumsprozess zur Selbstevaluation und Qualitätssicherung.* Tübingen: dgvt.

Scharmer, C. O. (2009). *Theorie U – Von der Zukunft her führen.* Heidelberg: Carl-Auer.

Scharmer, C. O. (2018). Bring das System dazu, sich selbst zu spüren und zu sehen. *moment by moment*, Ausgabe 4/2018. https://www.moment-by-moment.de. Zugegriffen: 12. Juni 2019.

Scharmer, C. O., & Käufer, K. (2014). *Von der Zukunft her führen. Von der Egosystem- zur Ökosystem-Wirtschaft. Theorie U in der Praxis.* Heidelberg: Carl-Auer.

Scharmer, C. O. (2019). *Essentials der Theorie U. Grundprinzipien und Anwendungen.* Heidelberg: Carl-Auer.

Schein, E. (2010). *Prozessberatung für die Organisation der Zukunft.* Bergisch Gladbach: EHP.

Schermuly, C. (2019). New Work und Coaching – Psychologisches Empowerment als Chance für Coaches. *OSC Organisationsberatung, Supervision, Coaching, 26*(2), 173–192.

Schlee, J. (2019). *Kollegiale Beratung und Supervision für pädagogische Berufe* (4. Aufl.). Stuttgart: Kohlhammer.

Schmid, B. (2008). Zukunft der Arbeit – Arbeitsformen der Zukunft. *Lernende Organisation, 45,* 35–43.

Schmid, B., & Haasen, N. (2011). *Einführung in das systemische Mentoring.* Heidelberg: Carl-Auer.

Schmid, B., & Messmer, A. (2003). *Die Passung von Person und Organisation.* Wiesloch: Institut für Systemische Beratung.

Schmid, B., Veith, T., & Weidner, I. (2010). *Einführung in die kollegiale Beratung.* Heidelberg: Carl-Auer.

Scholer, S. (2013). Neues Lernen durch kollegiale Beratung – Selbstorganisation statt Fortbildungskonsum. In M. Landes & E. Steiner (Hrsg.), *Psychologie der Wirtschaft. Psychologie für die berufliche Praxis* (S. 481–504). Wiesbaden: Springer VS.

Schrapper, C., & Thiesmeier, M. (2004). Wie in Gruppen Fälle gut verstehen. Teamorientierte Diagnose- und Beratungsprozesse am Beispiel sozialpädagogischer Fallarbeit in der Kinder- und Jugendhilfe. In O. Velmering, K. Schattenhofer, & C. Schrapper (Hrsg.), *Teamarbeit. Konzepte und Erfahrungen – Eine gruppendynamische Zwischenbilanz* (S. 118–134). Weinheim: Juventa.

Schröder, C., & Oestereich, B. (2019). Die Organisation der Selbstorganisation. Einsichten aus der Praxis. *OrganisationsEntwicklung, 38*(2), 45–50.

Schumacher, T., & Wimmer, R. (2019). Der Trend zu hierarchiearmen Organisationen. Zur Selbstorganisationsdebatte in einem radikal veränderten Umfeld. *OrganisationsEntwicklung, 38*(2), 12–18.

Schütze, F. (1992). Sozialarbeit als „bescheidene Profession". In B. Dewe, W. Ferchhoff, & F. Radtke (Hrsg.), *Erziehen als Profession. Zur Logik professionellen Handelns in pädagogischen Feldern* (S. 132–170). Opladen: Leske.

Sennet, R. (2012). *Zusammenarbeit. Was unsere Gesellschaft zusammenhält*. München: Hanser.

Steffan, W. (2013). Intervision. In D. Kreft & I. Mielenz (Hrsg.), *Wörterbuch Soziale Arbeit* (7. Aufl., S. 459–462). Weinheim: Beltz.

Stepper, J. (2015). *Working out loud. For a better career and life*. o. O.: o. V.

Tenhaken, W. (2012). Kollegiale Beratung als zentrale Methode teambasierter Gefährdungseinschätzung. In R. Schone & W. Tenhaken (Hrsg.), *Kinderschutz in Einrichtungen und Diensten der Jugendhilfe* (S. 135–145). Weinheim: Beltz.

Thiel, H.-U. (1994). Professionelle und kollegiale Supervision – Begründung und Praxis ihrer Kombination. In H. Pühl (Hrsg.), *Handbuch der Supervision 2* (S. 199–211). Berlin: Edition Marhold.

Tietze, K. (2010). *Wirkprozesse und personenbezogene Wirkungen von kollegialer Beratung. Theoretische Entwürfe und empirische Forschung*. Wiesbaden: VS-Verlag.

Tietze, K. (2016). Kollegiale Beratung. In M. Dick, W. Marotzki, & H. Mieg (Hrsg.), *Handbuch Professionsentwicklung* (S. 309–320). Bad Heilbrunn: Julius Klinkhardt.

Tietze, K. (2018). *Kollegiale Beratung. Problemlösungen gemeinsam entwickeln* (9. Aufl.). Reinbek bei Hamburg: Rowohlt.

Väth, M. (2019). *Beraterdämmerung: Wie Unternehmen sich selbst helfen können*. Wiesbaden: Springer Gabler.

Väth, M., Soballa, A., & Gstöttner, A. (2019). *New work charta*. https://humanfy.de/new-work-charta/. Zugegriffen: 25. Juni 2019.

Völschow, Y. (2012). Kollegiales Coaching in der Führungskräfteentwicklung des Landesdienstes. *Gruppendynamik und Organisationsentwicklung, 43*(1), 5–23.

Völschow, Y. (2016). Kollegiales Coaching bei Justiz und Polizei. Konzeption und Erfahrungen aus einem Pilotprojekt. In R. Wegener, et al. (Hrsg.), *Zur Differenzierung von Handlungsfeldern im Coaching* (S. 345–353). Wiesbaden: Springer.

von Ameln, F., & Heintel, P. (2016). *Macht in Organisationen. Denkwerkzeuge für Führung, Beratung und Change Management*. Stuttgart: Schäffer-Poeschel.

von Mutius, B. (2017). *Disruptive Thinking: Das Denken, das der Zukunft gewachsen ist*. Offenbach: Gabal.

Wachter, J. (2018). Auf Veränderung reagieren. Teamreflexion in agilen Retrospektiven. *OrganisationsEntwicklung, 37*(1), 62–67.

Werner, R. (2008). Personalentwicklung von Nachwuchsführungskräften. Nutzen und Grenzen der kollegialen Beratung. *Verwaltung und Management, 14* (2), 92–97.

Wittgenstein, L. (2017). *Tractatus Logico-Philosophicus. Logisch-philosophische Abhandlung*. Kegan: London. https://people.umass.edu/klement/tlp/tlp.pdf. Zugegriffen: 22. Juni 2019 (Erstveröffentlichung 1922).

Zimber, A., & Ullrich, A. (2012). Wie wirkt sich die Teilnahme an kollegialer Beratung auf die Gesundheit aus? Ergebnisse einer Interventionsstudie in der Psychiatriepflege. *Zeitschrift für Gesundheitspsychologie, 20, 80*–91.

Printed in the United States
By Bookmasters